RÉSUMÉ

DES

CAS CHIRURGICAUX

QUI SE SONT PRÉSENTÉS DU 1er JANVIER AU 1er AVRIL 1868

dans le service de

M. C. SARAZIN

MÉDECIN–MAJOR RÉPÉTITEUR
PROFESSEUR AGRÉGE DE LA FACULTÉ DE MÉDECINE DE STRASBOURG.

STRASBOURG

TYPOGRAPHIE DE G. SILBERMANN.

1868.

CLINIQUE DE L'HOPITAL MILITAIRE DE STRASBOURG.

RÉSUMÉ

DES

CAS CHIRURGICAUX

QUI SE SONT PRÉSENTÉS DU 1er JANVIER AU 1er AVRIL 1868

dans le service de

M. C. SARAZIN

MÉDECIN—MAJOR RÉPÉTITEUR
PROFESSEUR AGRÉGÉ DE LA FACULTÉ DE MÉDECINE DE STRASBOURG.

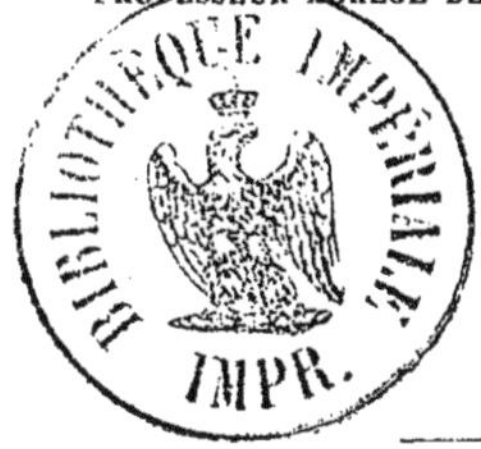

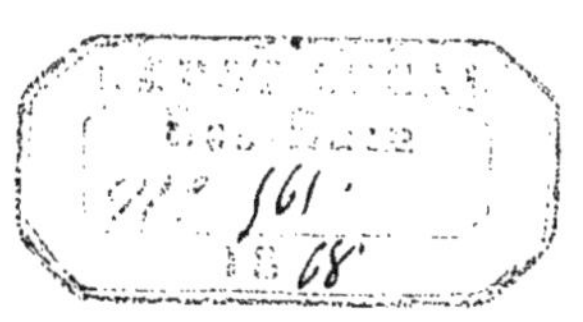

STRASBOURG

TYPOGRAPHIE DE G. SILBERMANN.

1868.

RÉSUMÉ

DES

CAS CHIRURGICAUX

QUI SE SONT PRÉSENTÉS DU 1er JANVIER AU 10 AVRIL 1868

dans le service de M. C. SARAZIN.

C'est à ceux des élèves qui ont suivi le service de chirurgie de l'hôpital militaire que j'adresse ce résumé clinique. Faute d'un local approprié ou même suffisant, j'ai été forcé de ne leur parler qu'au lit du malade. Je n'ai pas pu toujours leur dire ce qu'il importait de cacher aux blessés. Je ne pouvais porter que les pronostics favorables, et la discussion des indications et contre-indications opératoires n'avait pas, devant les intéressés, cette liberté d'allures dont elle jouit dans les amphithéâtres cliniques.

Cet inconvénient a été compensé par la richesse du service, par son côté pratique, par le nombre et la diversité des cas chirurgicaux qui se sont présentés, et aussi par l'activité et l'entrain des élèves qui l'ont suivi; et je saisis cette occasion de les remercier de l'initiative dont ils ont toujours fait preuve dans mes salles.

Le service de chirurgie de l'hôpital militaire a contenu en moyenne (depuis le 1er janvier jusqu'au 10 avril) 90 malades, présentant les lésions chirurgicales les plus variées et les plus intéressantes au point de vue de la pratique habituelle de la chirurgie.

Au moment où j'ai pris le service, les salles contenaient 96 malades.

Il en est entré :

Ce qui porte à 268 le nombre des malades qui, en 3 mois et 10 jours seulement, ont pu être étudiés par les élèves.

Pour ne pas citer, un par un, tous les cas qui se sont présentés, je rappellerai seulement les chiffres suivants dans lesquels sont groupées, autant que possible, les lésions analogues, tandis que les moins intéressantes sont négligées.

Il est bon de noter que quelques-uns des malades qui figurent sur cette liste, étaient déjà au service quand j'en ai été chargé, et que quelques entrants, atteints de lésions légères et insignifiantes, n'y figurent pas.

Fracture du fémur. Le seul cas de fracture de cuisse que nous ayons eu à étudier portait sur le tiers supérieur du fémur. Le cal était déjà formé au moment où j'ai pris le service. C'était un cas classique, comme déplacement des fragments dans les fractures qui ont lieu à ce niveau. La cuisse était assez longue et assez maigre pour nous montrer nettement la saillie angulaire des fragments en dehors et en avant, exagérant, grâce aux adducteurs, la courbure normale du fémur, le supérieur porté en avant par l'action des psoas et iliaque, le chevauchement et le raccourcissement inévitable auquel le malade remédiait déjà par l'inclinaison du bassin du côté de la fracture.

Fractures des deux os de la jambe. Des trois fractures de jambe que nous avons eu à soigner, deux étaient consécutives à des chutes de cheval. Le cavalier roulant sur le sol avec sa monture, il nous était difficile de remonter, au milieu de la confusion des commémoratifs, au mécanisme de la production de la fracture. Il nous était facile toutefois de reconnaître, par l'absence de toute contusion des téguments au niveau de la fracture, que cette dernière était due, dans les deux cas, à une cause indirecte. La troisième avait été produite dans une lutte d'une façon qui mérite d'être signalée : le blessé était renversé sur le dos, sa jambe passant sur l'épaule de son adversaire, lorsque celui-ci, se retournant vivement, saisit le pied avec ses deux mains, et, l'abaissant fortement vers sa poitrine, brisa les os de la jambe qui portait à faux sur son épaule. Le tibia et le péroné formaient donc ici un levier du premier genre dont la force était appliquée au pied ; la résistance, représentée par le poids du corps, au genou, et le point d'appui, intermédiaire, sur l'épaule du vainqueur. Ces trois fractures nous ont fourni l'occasion de manier les appareils les plus communément employés. Les élèves ont pu apprendre à les préparer, à les appliquer et à connaître les avantages et les inconvénients qu'ils présentent. Pour conjurer les douleurs du talon dues à la pression que supporte sa face postérieure, nous avons employé, avec succès, au lieu de talonnière, une vessie en caoutchouc, remplie d'eau, véritable lit hydrostatique, se moulant exactement sur le membre, et répartissant la pression sur une assez large surface.

Fractures du péroné. Nous avons eu deux cas de fracture du péroné. Le premier, sans déplacement, sans crépitation, sans autre déformation que le gonflement des parties molles. On aurait pu croire à une entorse sans la douleur excessivement vive et persistante produite par la pression au niveau de la fracture, et sans l'apparition précoce en ce même point de l'épanchement ecchymotique. Ces deux signes, sur la valeur desquels Malgaigne a insisté, sont les seuls que fournissent, pour le diagnostic, les fractures du péroné dans lesquelles les fragments sont maintenus par le périoste intact et par les ligaments. Chez le second malade, la fracture, produite par la divulsion dans une chute de cheval, était accompagnée de renversement du pied en dehors, de mobilité, de crépitation et d'un épanchement considérable. L'inflammation fut des plus vives et nécessita l'irrigation continue; la peau se couvrit de phlyctènes, et lorsqu'après une quinzaine de jours, ces accidents s'amendèrent, nous eûmes encore à lutter contre la tendance du pied à se renverser en dehors et contre l'écartement des malléoles. L'appareil de Dupuytren trouva ici son indication. Il maintint l'adduction pendant la dessication d'un bandage dextriné; mais la consolidation obtenue, il était encore facile de reconnaître, à la mobilité un peu exagérée de l'articulation tibio-tarsienne, un écartement persistant entre les malléoles. En pareil cas, je n'hésiterai pas dorénavant à employer l'appareil à griffes de Malgaigne pour rapprocher et maintenir les deux côtés de la mortaise tibio-péronéale. Il est évident que ce malade n'aura plus, dans la marche, la sûreté et la fermeté dont il jouissait avant l'accident.

Fractures du radius. Les fractures du radius, qui se présentèrent dans nos salles, furent deux types classiques sous tous les rapports : chute sur la paume de la main, déformation en dos de fourchette, inclinaison latérale, réduction et contention par les appareils appropriés.

Fracture des métacarpiens. La fracture des troisième, quatrième et cinquième métacarpiens avait été produite par l'explosion d'un pistolet dans la paume de la main. Elle était déjà consolidée, et les plaies étaient déjà cicatrisées quand le malade est entré à l'hôpital, envoyé de la manufacture d'armes pour être présenté à la Commission de réformes. C'était une lésion complexe, et la fracture des métacarpiens, suivie de raccourcissement, était bien moins fâcheuse que les cicatrices épaisses et radiées qui, dans la paume de la main, fixaient les tendons fléchisseurs contre le squelette osseux, privant ainsi les doigts de tous mouvements. Il n'eût pas été impossible de détacher ces tendons par la dissection et peut-être même par des sections sous-cutanées; mais on sait avec quelle désespérante persistance les cicatrices se reforment et reproduisent les adhérences vicieuses qu'on détruit par le bistouri. Cette opération, qui n'aurait été exempte ni de dangers ni de difficultés, ne pouvait aboutir à aucun résultat durable. Les doigts étant légèrement fléchis, nous les avons étendus en peu de jours sur une planchette au moyen d'une bande élastique, et la cicatrice ainsi distendue permettait un peu de mobilité. Par un exercice patient et prolongé, le malade pourra non-seulement maintenir cette amélioration, mais encore augmenter, dans des limites assez restreintes il est vrai, la liberté et, par suite, la mobilité de ses tendons fléchisseurs.

Fracture du maxillaire. C'était aussi une fracture déjà consolidée que celle du maxillaire inférieur qui s'est présentée à nous; mais l'examen du malade n'en offrait pas moins quelque intérêt. Produite dans une chute de cheval, elle avait occupé la moitié gauche de la base de la mâchoire; comminutive, elle avait été suivie de la perte des dents molaires et de leurs alvéoles. La suppuration s'était emparée du foyer de la fracture, et des fusées purulentes s'étaient produites au cou. Actuellement on trouve dans la bouche, en arrière de la canine gauche, une excavation qui a pour fond un cal épais et volumineux, dont la saillie se remarque à la face et derrière l'angle de la mâchoire, et dans la région sus-hyoïdienne se voient deux cicatrices déprimées adhérentes au cal par des tractus profonds.

Fracture du crâne, application de deux couronnes de trépan. Le cas de fracture du crâne que nous avons observé me semble mériter plus de détails. Bien que cette observation se termine par une autopsie, elle plaide en faveur du trépan, opération dont on exagère les revers comme on en a exagéré les succès.

Feret, dans une rixe, tombe frappé à la tête par un pavé anguleux. On le relève sans connaissance; il perd beaucoup de sang par une plaie du cuir chevelu. Porté dans mon service, je le vois une heure environ après l'accident; l'hémorrhagie est arrêtée; il a toute sa connaissance; la plaie, irrégulièrement triangulaire, admet la pulpe du doigt; qu'elle conduit sur une fracture siégeant sur la bosse frontale gauche. Les fragments sont sensiblement déprimés. Le diagnostic de la fracture est évident; la commotion a été passagère; il n'y a aucun signe de compression cérébrale. Quant à la contusion du cerveau, rien encore ne l'indique ou ne saurait l'indiquer. On se contente d'appliquer sur la plaie des compresses imbibées d'eau froide.

Pendant quatre jours, pas d'accidents, pas de fièvre, pas de paralysie; la plaie se déterge, le malade demande à manger. Craignant toujours une complication inflammatoire, nous ne lui accordons que des potages : même pansement.

Le cinquième jour, le malade est excité, le pouls est à 110; il répond aux deux ou trois premières questions d'une façon laconique, puis vient invariablement la même réponse suivie d'un juron : « Non, Monsieur le major... Foutre...» — Pas de paralysie, pas de contracture : vingt sangsues aux apophyses mastoïdes, sinapismes à la nuque et aux cuisses, jalap et calomel à l'intérieur.

Le sixième jour, à sept heures du matin, le côté droit est paralysé; le malade ne répond plus et n'obéit plus, il a les yeux ouverts et son regard semble indiquer qu'il n'a pas perdu connaissance; la sensibilité est émoussée à gauche; le pouls est à 100, petit, dépressible, les pommettes sont colorées, la température est normale. Dans la matinée, les phénomènes de paralysie s'aggravent, les extrémités se refroidissent, la respiration se ralentit, incontinence d'urine. Que se passe-t-il?... Les phénomènes de paralysie que présente le malade, indiquent assez nettement une compression cérébrale. Par quoi est-elle causée? La seule dépression des esquilles ne saurait l'expliquer, car elle aurait été immédiate, et les phénomènes, au lieu de suivre cette marche ascendante, auraient petit à petit cédé. Nous savons, en effet, que le cerveau finit par s'habituer à une compression même assez énergique. L'idée d'un épanchement inflammatoire se présente tout naturellement à l'esprit. Une collection purulente a pu se former entre la dure-mère et le point fracturé, comme dans quelques observations de Percival-Pott, ou dans l'épaisseur même du lobe antérieur du cerveau, quoique l'absence des phénomènes de contusion rende cette dernière supposition peu probable.... Notons aussi que la lésion siége à gauche au niveau et un peu au-dessus de la troisième circonvolution frontale, et que le malade présente, à côté des symptômes de paralysie, une aphasie manifeste. Si ce phénomène a quelque valeur au point de vue de la localisation des lésions encéphaliques, il nous indique des désordres siégeant dans la partie de l'encéphale qui correspond à la troisième circonvolution frontale. Mais rien ne nous indique la nature de ces désordres, la compression produite par des esquilles, par un épanchement de sang ou par un épanchement de pus pouvant produire l'aphasie tout aussi bien qu'un abcès encéphalique qui se serait développé au niveau de la troisième circonvolution. Que faire? attendre? Vu la marche rapide des accidents, le malade va mourir. Nous n'avons plus d'espoir que dans le trépan. Il nous permettra de relever les esquilles, de voir ce qui se passe sous elles, d'évacuer toute collection qui pourrait s'être formée au niveau de la fracture, et, plus tard, s'il y a lieu, d'inciser la dure-mère.

A trois heures de l'après-dîner, entouré des élèves du service et aidé par mes collègues Tessier, Louailles et Hériot, j'agrandis la plaie, et après m'être rendu maître de l'écoulement du sang, je découvre largement la surface de la fracture. Les fragments, solidement enclavés et immobiles, sont déprimés à environ un centimètre sous la surface de la calotte crânienne. Deux couronnes de tréphine sont nécessaires pour les mobiliser et les enlever. La perte de substance est limitée, sans félure; elle est taillée en biseau aux dépens de la table interne. Je laisse à la partie inférieure de la plaie une écaille de la table interne peu déplacée, très-adhérente à la dure-mère et ne présentant, dans l'ouverture crânienne, que son bord supérieur. Je craignais, par des tentatives forcées d'extraction, soit de déchirer la dure-mère, soit de contusionner le cerveau. Je préférais attendre que cette esquille se détachât par la suppuration, si toutefois elle n'était pas appelée à vivre. Il n'y avait, entre la dure-mère et l'os, ni épanchement de sang, ni épanchement de pus; la dure-mère n'était pas déchirée et semblait saine. Pansement à l'eau froide.

L'opération n'est pas suivie immédiatement d'une amélioration bien marquée; toutefois, dès le lendemain matin, l'incontinence d'urine a cessé, l'intelligence semble plus nette, le pouls s'est relevé, la respiration est normale. Le malade, les yeux ouverts, ne répond pas à nos questions et n'obéit pas. La paralysie des membres est sensiblement la même que la veille; peut-être la sensibilité tend-elle à reparaître. En face de cet état de choses, nous ne fûmes pas sans éprouver quelque embarras, car, d'une part, il était évident que les phénomènes de compression persistaient, et, d'autre part, à leur marche envahissante avait succédé un mieux qui, bien que peu prononcé, n'était pas méconnaissable. Rien ne pressait pour le moment; j'attendis, bien décidé à ponctionner la dure-mère et le cerveau si les accidents s'aggravaient. Bien m'en a pris d'attendre, car le lendemain et le surlendemain la paralysie disparut insensiblement. Le malade demandait, par gestes, tout ce qu'il lui fallait; sa température était normale, et le soir du troisième jour, il recouvrait l'usage de la parole, et ne présentait plus qu'un peu de faiblesse musculaire à droite. Notons toutefois que, pendant ces deux jours, le malade a eu, à plusieurs reprises, des accès convulsifs légers et passagers, ayant surtout pour siége les muscles de la face et de l'œil.

Pendant la quinzaine suivante, tout alla pour le mieux; les dernières traces de paralysie disparurent; la plaie se recouvrit partout de bourgeons charnus, à l'exception du point occupé par l'esquille, que je m'étais contenté de redresser. Le pus était de bonne nature; rien ne semblait devoir entraver la guérison, et je n'étais pas le seul à croire au succès de mon opération, lorsque le malade fût tout à coup pris d'infection purulente, à laquelle il succomba huit jours plus tard, un mois et un jour après l'accident.

A l'autopsie on trouva des abcès dans le poumon, dans les plèvres, dans le foie, dans les muscles et même dans les articulations.

Le cerveau, adhérent tout autour de la perte de substance de la calotte crânienne, présente, au niveau d'une petite déchirure de la dure-mère large comme un trou d'aiguille, un point de ramollissement, gros comme une petite noisette, bien circonscrit et coloré en noir par une solution de perchlorure de fer, employée topiquement depuis le début de l'infection purulente. Ce point de ramollissement est situé immédiatement au-dessus de la troisième circonvolution frontale.

Il y a de plus, sur la surface de l'hémisphère gauche, une bande d'hypertrophie inflammatoire de la pie-mère, organisée et vascularisée. Large et longue comme le petit doigt, elle est séparée de la perte de substance de la calotte crânienne par un intervalle de trois ou quatre travers de doigt. La substance cérébrale, les méninges et leus cavités sont normales. On trouve des caillots en partie décolorés dans une veine des circonvolutions au voisinage de la plaie, et on en trouve d'identiques aux précédents dans le sinus longitudinal supérieur.

Si nous nous demandons maintenant à quoi était due la compression cérébrale, nous croyons devoir l'attribuer à un épanchement séreux dû, lui-même, à l'irritation des méninges par la saillie des esquilles dans l'intérieur du crâne. Augmentant le contenu de la boîte crânienne, il rendait efficace et manifeste la compression produite par les esquilles déprimées. Seules, elles n'avaient pas une action assez énergique ; lorsqu'elles furent éloignées, l'épanchement se résorba. Enfin, pour ne pas parler de l'aphasie et de la localisation de la lésion qui la produit, nous avons ici un exemple d'infection purulente compliquant une plaie de tête. C'est une des complications le plus fréquentes de ce genre de lésions; elle contribue à assombrir un pronostic déjà bien grave par lui-même.

Luxation scapulo-humérale. A ces dix fractures nous ne pouvons opposer que deux luxations : l'une de l'épaule, l'autre du pouce. La luxation scapulo-humérale s'est présentée chez un chasseur du 16e bataillon. C'était la dixième fois qu'elle se reproduisait en moins de deux ans. Chez ce malheureux, le moindre effort, le bras étant écarté du tronc, suffisait pour déplacer la tête humérale et la porter sous l'apophyse coracoïde. Le diagnostic ne pouvait présenter aucune difficulté quant à la nature de la lésion et quant au genre de la luxation : l'écartement du bras directement en dehors, l'aplatissement marqué du moignon de l'épaule, et la saillie de la tête dans l'aisselle indiquent une luxation sous-coracoïdienne, luxation dans l'aisselle, luxation en bas et en avant.... Au dire du malade, la tête humérale, lorsqu'elle se déplace, occupe toujours sensiblement la même position, et cependant, dans certains cas, la réduction a été plus difficile que dans d'autres. L'avant-dernière fois qu'il est entré à l'hôpital, on a été forcé d'avoir recours aux mouffles et au chloroforme, et ce n'est qu'après trente-six heures et à la troisième tentative que la réduction a été obtenue. Toujours on a eu recours à des tractions assez énergiques. Le volume et la dureté des muscles de l'épaule expliquent les difficultés que l'on rencontre lorsqu'on a à lutter contre leur contraction.

Tout en interrogeant le malade et, sans le prévenir de mon intention, je levai le bras le plus possible sous le prétexte d'explorer l'aisselle ; j'exerçai d'une seule main quelques légères tractions et quelques mouvements de rotation. La tête se trouvait alors dégagée de l'apophyse coracoïde et probablement en face de l'ouverture capsulaire et de la cavité glénoïde. Appliquant le poing fermé dans l'aisselle, j'abaissai vivement l'humérus. Un cri de surprise plutôt que de douleur et un claquement articulaire m'apprirent simultanément le succès de ma tentative.

Quant au pronostic, la fréquence et la facilité des récidives ne nous laissent pas prévoir une guérison durable. Le seul moyen d'empêcher la luxation de se reproduire serait de rendre impossible l'abduction du bras. Peut-être pourrait-on y arriver avec un bracelet embrassant la partie supérieure de l'humérus, coiffant l'épaule et fixé par une courroie assez lâche autour de la poitrine. Cet homme, impropre au service militaire, a été renvoyé dans ses foyers.

Luxation métacarpo-phalangienne du pouce droit. C'est encore à une rixe que nous devons la luxation du pouce qui s'est présentée dans notre service. Petit, trapu et d'une vigueur exceptionnelle, ce blessé a la tête, les formes et, paraît-il, le caractère du boule-dogue. Ses victimes habituelles se coalisèrent, il fut battu, terrassé, on le maintint par les pouces. Un de ses bons amis le frappa même à la tête avec le pommeau de son sabre. Dès lors, toute résistance cessa ; le sang coulait par plusieurs plaies du cuir chevelu ; le vaincu fut porté à l'hôpital. Nous nous occuperons plus loin des plaies contuses du cuir chevelu et des symptômes cérébraux que présenta ce malade.

Le pouce droit était luxé sur le premier métacarpien. La tête de cet os faisait en avant une saillie notable, tandis que la première phalange du pouce formait en arrière une saillie analogue. Le raccourcissement était à peine sensible, la phalange était un peu renversée en arrière, et la phalangette dans un léger degré de flexion. Je me servis de ma clef, dans l'anneau de laquelle j'engageai la phalange luxée, pour exercer des tractions avec ma main droite, tandis que de la gauche je pressai avec le pouce sur la phalange et avec l'index sur la tête du métacarpien. La réduction fut obtenue assez facilement pour me porter à considérer cette luxation comme incomplète ; la mensuration comparative des deux pouces plaide, du reste, en faveur de cette manière de voir.

Entorses. A côté des luxations se range naturellement l'entorse. C'est une des affections que nous avons pu le mieux étudier et au point de vue de ses variétés et au point de vue du traitement qui lui est applicable. Celle du pied a prédominé ; elle est, du reste, beaucoup plus fréquente à elle seule que toutes les autres réunies. Son siége est variable. Chez deux de nos malades, le gonflement et la douleur étaient surtout manifestes autour des malléoles et n'atteignait pas l'avant-pied. Chez un troisième qui, dans une chute, avait eu le pied pris sous son cheval, l'avant-pied, la voûte et la partie inférieure de la jambe présentaient, vingt-quatre heures après l'accident, une infiltration ecchymotique et inflammatoire considérable ; tandis que, chez un quatrième, les accidents siégeaient presque exclusivement au bord externe du pied depuis l'articulation du cinquième métatarsien jusqu'au talon. Un peu d'attention dans l'observation des faits nous permet donc de reconnaître que l'entorse du pied n'est pas exclusivement tibio-tarsienne et que toutes les articulations du tarse et même du métatarse peuvent y participer.

Quant au traitement, le massage nous a rendu les plus grands services, et c'est toujours à lui que nous nous sommes adressé tout d'abord. Mais il s'en faut de beaucoup qu'une seule ou même deux et trois séances nous aient toujours suffi pour renvoyer nos malades guéris après vingt-quatre ou quarante-huit heures de séjour à l'hôpital. Un de nos malades n'a été massé que deux fois pendant une demi-heure ou trois quarts d'heure, et il a pu quitter le service le surlendemain du jour où il y est entré. Deux autres n'y sont restés que trois et quatre jours ; mais deux artilleurs, chez lesquels l'entorse avait été produite par une chute de cheval, sont restés, l'un vingt-deux jours et l'autre trente-cinq jours à l'hôpital, et chez ce dernier les symptômes d'une arthrite, qui aurait pu devenir tumeur blanche, ont nécessité, après douze ou quinze séances de massage, l'emploi de la teinture d'iode, des pointes de feu et de l'immobilisation.

Contusions et plaies contuses. Les contusions et les plaies contuses sont fréquentes dans l'armée, surtout dans les régiments de cavalerie et d'artillerie. •Il est vrai que, chez les chasseurs et les fantassins, le gymnase vient compenser, en partie du moins, l'absence du cheval et des manœuvres dites de force. Si ces lésions traumatiques ne figurent dans notre tableau que pour un chiffre relativement minime, cela tient à ce que tous les cas qui, par leur nature, leur siége ou leurs complications, ne présentent pas une gravité suffisante, sont traités dans les infirmeries régimentaires.

Parmi les contusions qui sont entrées dans nos salles, nous avons à noter deux contusions du crâne, une contusion de la hanche, une contusion du bassin et deux contusions des bourses suivies d'orchite traumatique.

Les contusions du crâne sont intéressantes à étudier au point de vue du diagnostic de la lésion encéphalique qui les accompagne, au point de vue de leur pronostic et aussi au point de vue du traitement qui leur est applicable. Les deux cas que j'ai à signaler ont présenté, avant leur entrée à l'hôpital, les phénomènes de la commotion cérébrale au second degré.

L'un de ces malades, au gymnase, tombe, la tête en avant, d'une hauteur de près de 2 mètres. L'accident est arrivé dans la matinée; on le porte à l'hôpital sur un brancard vers deux heures; mais, quoique revenu à lui assez pour répondre à nos questions, il ne peut nous donner aucun renseignement sur ce qui lui est arrivé. Ses réponses, son regard, ses mouvements rappellent la période d'affaissement de l'ivresse alcoolique. La palpation de tout le vertex est douloureuse; le cuir chevelu y est infiltré, pâteux, sans bosse sanguine circonscrite, sans plaie, pas de paralysie, strabisme convergent. Nous apprenons que ce malade, relevé sans connaissance, est resté deux heures sans revenir à lui; son pantalon et sa chemise sont mouillés d'urine.

Le lendemain matin, le malade est sans fièvre; la nuit a été calme; debout, il accuse des vertiges, de la céphalagie et de la diplopie; le strabisme convergent persiste, il est peu prononcé; pas de paralysie. Le surlendemain seulement, le malade cherche à se lever et demande à manger; les vertiges ont à peu près disparu; la diplopie persiste en même temps que la déviation oculaire. Ce n'est que le cinquième jour que ces deux phénomènes nous font défaut; ils n'ont été accompagnés d'aucun autre symptôme encéphalique. L'ophthalmoscope ne nous a rien révélé. Dix jours après l'accident, le malade sort de l'hôpital. Nous nous sommes borné, pendant les trois premiers jours, à lui faire appliquer sur la tête des compresses d'eau fraîche et à le tenir à la diète. Nous l'observions attentivement, non sans quelque inquiétude, admettant la possibilité d'une contusion du cerveau qui se serait révélée à nous vers le quatrième jour par des phénomènes d'excitation, du délire et des contractures. Ce n'est que lorsque la diplopie strabique eut disparu, que nous nous permîmes un pronostic favorable.

Si nous nous demandons maintenant quelle est la nature de la lésion cérébrale dont fut atteint ce malade, nous ne pouvons nous faire à l'idée qu'il n'y a eu là qu'une simple commotion classique, sans autre désordre qu'un simple ébranlement passager de la masse encéphalique. Il nous répugne d'admettre qu'il aurait été suivi de phénomènes aussi persistants. L'affaissement du malade, les vertiges et surtout le strabisme et la diplopie, qui n'ont cédé que le cinquième jour, nous semblent indiquer un désordre plus persistant dont il ne nous est possible, il est vrai, de préciser ni la nature ni le siége.

La commotion cérébrale s'est bien plus rapprochée du type classique chez le malade dont nous avons déjà parlé au sujet de la luxation du pouce. Frappé à plusieurs reprises sur le sommet de la tête avec le pommeau d'un sabre, il perdit connaissance et revint à lui environ une demi-heure après, lorsqu'on le soulevait pour le mettre sur un brancard. Quand je vis ce malade, tous les phénomènes de la commotion avaient disparu, et je n'eus plus à m'occuper que de ses plaies contuses, qui ne dépassaient pas le cuir chevelu, et de sa luxation du pouce, qui fut facilement réduite.

Contusion de la hanche. Une contusion de la hanche, suite d'une chute sur le grand trochanter, nous intéressa au point de vue du diagnostic de la fracture du col du fémur. Il y avait, chez ce malade, du gonflement de la région trochantérienne, un raccourcissement léger dû à l'inclinaison du bassin, et de la rotation du pied en dehors, le membre reposant sur sa face externe. De plus, les mouvements imprimés à l'articulation étaient douloureux. Mais il nous fut facile de rectifier la position du bassin et du membre, et en même temps disparurent le raccourcissement et la rotation du pied en dehors. Le malade, couché, pouvait soulever le membre sans traîner le talon sur le plan du lit. Le diagnostic ne laissait donc aucun doute. Vers le troisième jour apparut l'ecchymose ; elle colora en jaune presque toute la moitié supérieure de la cuisse. Trois ou quatre applications de ventouses scarifiées furent nécessaires pour faire disparaître les douleurs pendant la station et la marche.

Contusion du bassin. Chez un autre blessé, renversé par une poutre qui lui comprima le bassin contre le sol, la station, la marche, les mouvements du membre inférieur et même la toux causaient d'assez vives douleurs, qui cessaient dans le décubitus ; aucune mobilité anormale, aucune crépitation ; la pression sur l'ischion, sur le pubis, sur la crête iliaque, sur le sacrum, n'est pas douloureuse. Rien n'indique une fracture du bassin, et en effet, au bout de peu de jours de séjour au lit, tout phénomène morbide avait disparu.

Plaies contuses de la jambe. Parmi les plaies contuses, celles de la face antérieure de la jambe nous ont surtout présenté de l'intérêt par les complications qui les ont accompagnées et par la difficulté de leur cicatrisation.

Un de nos malades, ouvrier tailleur, d'une quarantaine d'années, s'était heurté violemment la jambe droite contre une marche d'escalier en pierre. Il en était résulté une plaie contuse, linéaire, parallèle à la crête du tibia, longue de 3 à 4 centimètres, située au tiers supérieur de la jambe. Pendant quatre jours, cet homme avait négligé tout traitement et continué à marcher et à vaquer à ses affaires. Il fut forcé, le cinquième, de se faire porter à l'hôpital. La partie antérieure et interne de la jambe est le siége d'un gonflement érysipélateux, rouge, douloureux, mal limité, et de là partent des traînées lymphatiques qui gagnent la cuisse. Les lèvres de la plaie sont violacées, décollées, très-tuméfiées ; le pus qui s'en écoule est sanieux. Le stylet rencontre la crête du tibia dénudée dans toute l'étendue de la plaie et pénètre en dehors dans un décollement qui a quatre travers de doigt d'étendue. Le malade nous dit qu'il a passé la nuit sans sommeil ; il a soif, il est sans appétit, il a de la fièvre. L'ensemble de ces symptômes nous fait craindre un érysipèle phlegmoneux avec destruction plus ou moins étendue des téguments, d'autant plus que le malade est d'un certain âge et que sa constitution semble assez délabrée.

Nous agrandissons la plaie dans le sens de l'axe de la jambe avec la sonde cannelée et le bistouri ; et nous pratiquons une large contre-ouverture à l'extrémité du décollement. L'écoulement des liquides étant ainsi bien assuré, nous couvrons le membre de pointes de feu et nous l'enveloppons, sur des coussins, de compresses imbibées d'une infusion tiède de camomille. Bouillon et demie de vin, une bouteille d'eau de Sedlitz.

Le lendemain et les jours suivants, les accidents inflammatoirs s'amendèrent, les douleurs et la fièvre cessèrent, les téguments reprirent leur aspect normal, et par les plaies, qui se couvrirent de bourgeons charnus, il s'écoula du pus de bonne nature. Dès le troisième jour on avait suspendu l'application du feu. Dès le dixième, la contre-ouverture et le décollement étaient cicatrisés, mais la plaie ne se fermait pas, ses bords restaient rouges et tuméfiés, et le tibia dénudé était manifestement frappé de nécrose. Cette mortification resta superficielle et limitée et, vers la fin du mois, nous pûmes constater la mobilité et faire l'extraction d'un séquestre provenant de la crête du tibia, long de 3 centimètres, large de 1 centimètre, épais seulement de 1 à 2 millimètres, irrégulier sur ses bords et à sa face profonde. Quèlques jours plus tard, le malade sortait guéri.

L'os était aussi dénudé dans une certaine étendue chez un artilleur jeune et vigoureux, qui avait reçu un coup de pied de cheval au tiers inférieur de la face interne de la jambe droite. Il y avait aussi chez lui décollement de la peau d'un côté de la plaie dans l'étendue de trois travers de doigt; les téguments, dans un espace large comme la paume de la main, étaient rouges, tuméfiés et douloureux. Une contre-ouverture permit de passer sous le décollement un tube à drainage ; des pointes de feu et des fomentations émollientes firent tomber l'inflammation, et lorsque, cinq ou six jours plus tard, on put enlever le drain, l'os était déjà recouvert de bourgeons charnus et la peau se recolla aux tissus sous-jacents. Ce n'est que quinze jours plus tard que la plaie fut cicatrisée, lorsque celle produite par le bistouri était déjà fermée depuis toute une semaine.

Ces deux observations, opposées l'une à l'autre, font bien ressortir l'influence de l'âge et de la constitution sur la marche des traumatismes. Voici deux lésions à peu près identiques, l'une chez un jeune homme sain et vigoureux, l'autre chez un homme qui a vieilli et qui s'est usé au service. Chez ce dernier, l'os dénudé se nécrose et des accidents inflammatoires graves menacent de mortification les téguments. Chez le premier, au contraire, les accidents restent limités et le tibia se recouvre de bourgeons charnus et se recolle à son périoste.

Je citerai encore deux cas de plaies contuses de la jambe qui sont entrés dans mes salles. Chez le premier, il n'y avait eu qu'une écorchure superficielle; mais sous la peau froissée dans une certaine étendue par la cause contondante, il s'était produit un épanchement de sang. L'inflammation s'empara des parties blessées, et quand, quatre ou cinq jours plus tard, le malade fut porté à l'hôpital, il présentait à la face antérieure de la jambe un vaste abcès sanguin entouré par des téguments rouges, durs, douloureux et très-tuméfiés. Deux ouvertures assez larges, faites aux extrémités supérieure et inférieure de cet abcès, permirent au pus mêlé de sang qu'il contenait, de s'échapper au dehors. Un tube à drainage et des fomentations complétèrent le pansement. La suppuration, abondante au début, diminua bientôt en même temps que l'inflammation ; et les parois de la poche se recollèrent. Mais la plaie supérieure, qui correspondait à l'écorchure, et au niveau de laquelle les téguments étaient altérés et par le traumatisme et par l'inflammation, s'ulcéra au lieu de se cicatriser, et un mois après l'entrée du malade elle présentait encore 5 centimètres de long sur 2 centimètres de large, sans tendance manifeste vers la cicatrisation. Le malade n'était cependant ni variqueux ni débilité.

Enfin, notre dernier cas nous fournit un fâcheux exemple de mortification étendue des téguments par phlegmon gangréneux. Ordonnance d'un officier, cet homme avait reçu un coup de pied de cheval au milieu de la face antérieure de la jambe. Pour ne pas abandonner aux soins d'un étranger le cheval et les effets de l'officier, qui était en congé, et craignant d'être envoyé à l'hôpital, ce brave garçon ne se présenta pas à la visite du médecin de son corps, et voulut se soigner lui-même, tout en faisant son service. Il résista huit jours à ses douleurs très-vives, à la fièvre et à l'insomnie, et quand, n'y pouvant plus tenir, il fut porté à l'hôpital, il avait un phlegmon diffus de la jambe avec eschares gangréneuses déja assez étendues. Tout autour de la plaie, qui correspondait à la crête du tibia, les téguments étaient mortifiés, grisâtres, dépouillés de leur épiderme. La gangrène n'était pas encore limitée. Çà et là sur la face antérieure du membre, qui était rouge, livide et énormément tuméfié, se voyaient des phlyctènes contenant une sérosité roussâtre, indices d'un travail de mortification; des traînées lymphatiques violacées montaient vers la cuisse. Enfin, le malade était en proie à une fièvre traumatique des plus accentuées. En ce moment je remettais le service à mon collègue Cochu, qui en est chargé pendant le semestre d'été. D'un commun accord, nous fîmes toutes nos réserves au point de vue du pronostic. La lésion était déjà arrivée à une période qui ne laisse que peu de ressources au chirurgien. Quand, plus tard, je revis le malade, les eschares s'étaient détachées, privant la jambe de ses téguments dans l'étendue de la main; des décollements de la peau et des fusées purulentes venaient encore compliquer l'état local. Malgré l'habileté du chirurgien auquel est confié ce malade, ne nous est-il pas permis de nous demander quand et comment s'opérera la cicatrisation d'une perte de substance aussi étendue, et quelle sera la résistance de cette cicatrice.

Plaie contuse de la bourse olécrânienne. Nous avons eu aussi dans nos salles une plaie contuse de la bourse olécrânienne, suivie d'accidents inflammatoires et de nécrose superficielle et limitée de l'olécrâne. Quoique soldat et chasseur d'Afrique depuis près de vingt ans, cet homme était bien conservé, d'une constitution saine et d'une vigueur exceptionnelle. Tombé cinq ou six jours auparavant, le coude sur des pierres, il s'y était fait une plaie, qu'il avait fermée avec du sparadrap de diachylon. Il avait continué à se servir de son bras; mais bientôt les mouvements devinrent douloureux et le gonflement s'étendit vers le poignet et vers l'épaule. Lorsqu'il entra à l'hôpital, nous trouvâmes le bras et l'avant-bras, depuis l'insertion du deltoïde jusqu'au poignet, rouges, tuméfiés, douloureux à la pression, durs, sans fluctuation. Le membre est dans l'extension presque complète, et les tentatives de flexion sont très-douloureuses. A la partie postérieure, vers la pointe de l'olécrâne, on trouve une plaie de 2 ou 3 centimètres, dont les bords sont tuméfiés, grisâtres et rapprochés profondément. La pression sur les parties voisines est très-douloureuse et fait couler, par la plaie, un liquide séro-purulent contenant des flocons fibrineux blanchâtres; fièvre traumatique.

Le siége, la profondeur de la plaie, la nature de l'écoulement, l'intensité des phénomènes inflammatoires, et leur étendue, tout me porte à admettre que la bourse olécrânienne a été ouverte et qu'elle s'est enflammée. Le liquide qu'elle sécrète ne s'échappe que difficilement par la plaie, dont les lèvres sont rapprochées par leur tuméfaction même. C'est ce liquide qui, s'infiltrant dans les nappes de tissu conjonctif avoisinant la bourse, va provoquer de proche en proche des accidents inflammatoires diffus, aboutissant, si l'on n'y met bon ordre, à des suppurations étendues. Cette même série de phénomènes se présente à nous chaque fois qu'une bourse séreuse ou synoviale est ouverte et s'enflamme, si les liquides inflammatoires et en quelque sorte contagieux qu'elle sécrète ne peuvent pas s'écouler librement au dehors. L'indication chirurgicale est donc ici aussi nette que facile à remplir. La plaie étant transversale, je pratique avec le bistouri une incision longitudinale; la bourse olécrânienne se trouve ainsi ouverte en croix assez largement. Puis le membre est couvert de pointes de feu, déposé sur un plan incliné formé par des coussins et entouré de compresses imbibées d'eau tiède. Purgatif, bouillon et vin.

Pendant deux ou trois jours, il y eut une amélioration manifeste; les accidents se limitèrent à la partie postérieure du coude. Il s'écoulait par la plaie du pus de bonne nature. Puis la douleur et le gonflement augmentèrent à la partie postérieure et inférieure du bras, en même temps que les mouvements du coude devenaient assez douloureux pour me faire craindre quelque complication articulaire. J'agrandis un peu, avec le bistouri, la partie supérieure de l'incision, afin de faciliter l'écoulement du pus. Cette intervention n'est suivie d'aucune amélioration. Le lendemain, l'état du malade est le même; la pression sur la partie inférieure du triceps fait couler du pus par la plaie, et la sonde cannelée, après quelques tâtonnements, pénètre dans un décollement assez étendu, qui monte vers le bras. Le malade étant chloroformé, j'incise dans toute son étendue cette fusée purulente. La plaie faite dans la direction de l'axe du bras à trois bons travers de doigt, ses lèvres s'écartent assez largement.

A partir de ce moment, les douleurs cessent, le sommeil revient, la fièvre tombe. La bourse muqueuse, qui s'est mortifiée, pend sous forme de lambeaux grisâtres à la partie inférieure de la plaie, dont la suppuration est de bonne nature.

Elle se détache au bout d'une huitaine de jours, et peu de temps après elle, un point de la surface postérieure de l'olé-crâne dénudé et nécrosé est éliminé par la plaie. A partir de ce moment, rien n'entrave plus la guérison ; toutefois les mouvements de flexion et d'extension forcées restent assez long-temps difficiles, grâce à l'induration des parties molles vers la face postérieure de l'articulation.

Arthrites traumatiques. Nous nous sommes déjà occupé des lésions traumatiques articulaires au sujet des luxations et des entorses ; nous retrouvons comme cause un traumatisme dans deux arthrites, l'une du genou, l'autre de l'articulation tibio-tarsienne. Toutes deux consécutives à des chutes sur les pieds, elles n'avaient été accompagnées ni de luxation ni de fracture. Mais nous ne saurions être aussi affirmatif quant à l'entorse, n'ayant pas assisté au début des accidents, qui remontaient déjà à plusieurs mois au moment où les malades ont été con-fiés à nos soins. Chez ces deux malades, le phénomène pré-dominant était la gêne des mouvements et les douleurs qu'ils provoquaient. Il y avait, du reste, du gonflement constaté par la mensuration comparative, et ce gonflement semblait tenir aux tissus périarticulaires, car il n'y avait que peu ou pas de liquide dans les synoviales ; ce qui n'exclut pas la possibilité d'une hydarthrose antérieure à l'entrée à l'hôpital.

Les choses se présentaient sous un tout autre aspect chez un malade atteint d'un épanchement articulaire consécutif à une chute sur le genou. Tandis que les parties molles péri-articulaires avaient leur souplesse et leur coloration normales, la cavité était distendue par un liquide qui lui donnait la forme en fer à cheval, si caractéristique de l'hydarthrose du genou. Il était facile, chez ce malade, d'obtenir le choc de la rotule contre les condyles du fémur. Eu égard au degré de distension subi par la synoviale, les mouvements étaient fort peu gênés et moins douloureux que dans les deux cas précédents. L'his-toire de ce malade était intéressante, en ce qu'elle retraçait la marche habituelle des hydarthroses chroniques du genou de cause traumatique. L'accident était arrivé un an avant sa der-nière entrée à l'hôpital. Il y avait eu au début beaucoup de douleur et de gonflement, nécessitant l'immobilité du membre et le séjour au lit. Au bout d'un mois environ, ce malade avait repris son service, ne conservant plus qu'un peu de gêne dans les mouvements. Depuis, chaque fois qu'il se fatiguait, le genou gonflait et devenait raide ; le gonflement était plus marqué le soir que le matin, le séjour au lit le faisant diminuer d'une façon sensible. A plusieurs reprises, ce soldat s'était vu forcé, soit d'interrompre son service, soit même d'entrer à l'hôpital. Toujours le repos avait calmé les accidents, mais jamais le malade n'avait eu la patience d'attendre une guérison complète.

Hydarthrose du genou. Corps mobiles articulaires. Un autre cas d'hydarthrose du genou est entré dans nos salles et a été pour nous l'occasion d'une erreur de diagnostic, que nous n'hésitons pas à reconnaître. Les symptômes que nous présentait ce malade étaient les mêmes que dans le cas précédent, et son histoire ne différait de la dernière que par l'absence de tout traumatisme. Le malade n'ayant, du reste, ni antécédents blennorhagiques, ni antécédents syphilitiques, ni rhumatismes antérieurs, nous n'hésitâmes pas à attribuer l'hydarthrose aux fatigues des marches militaires. Un mois plus tard, l'épanchement avait complétement disparu, et le malade sortait de l'hôpital. Il y est rentré depuis, et mon successeur a trouvé dans ce genou deux corps mobiles articulaires. C'est eux qui avaient par leur présence déterminé l'hydarthrose, dont j'avais méconnu l'origine. Cette erreur n'était pas impossible à éviter. Il est vrai que le symptôme qui d'habitude porte le chirurgien à rechercher la présence de ces corps mobiles, nous a fait défaut : je veux parler de cette douleur vive, fulgurante, qui se produit tout à coup pendant la marche et les mouvements du membre dans l'articulation malade. Ses caractères d'acuité sont tels que les malades manquent rarement de la signaler. Ici rien de pareil ne s'est jamais produit à aucun moment de l'affection, et le malade ignorait lui-même la présence de ces corps mobiles articulaires. Néanmoins l'étiologie boiteuse que j'avais établie devait me révéler son insuffisance et m'engager à explorer avec plus de soin l'articulation malade.

S'il est vrai que le repos est nécessaire à tout organe enflammé et doit être considéré comme le premier des antiphlogistiques, l'immobilité est indispensable dans les lésions inflammatoires des articulations. Le séjour au lit est ici insuffisant ; il faut l'immobilité absolue que l'on demande aux appareils. Telle fut la base du traitement auquel nous eûmes recours dans les affections articulaires que nous venons de signaler. Le membre étant enfermé dans un appareil inamovible, nous faisons tailler en avant de l'articulation une large fenêtre qui, mettant à découvert le segment articulaire, permet de le surveiller et d'y appliquer des vésicatoires, des pointes de feu, de la teinture d'iode ou tout autre topique révulsif ou résolutif.

Tumeurs blanches. Deux tumeurs blanches du genou chez des phthisiques ne nous ont présenté d'intérêt qu'au point de vue des caractères et du diagnostic de cette lésion. Dans les deux cas, qui étaient presque identiques, l'articulation était globuleuse, de consistance lardacée, présentant par place de la fausse fluctuation, due aux fongosités articulaires. Du reste, les accidents locaux ne réclamaient aucune intervention chirurgicale active, tandis que l'état général contre-indiquait toute opération.

Une coxalgie, datant de deux ans et demi, chez un vieux soldat, résista à tous les moyens auxquels nous eûmes recours. La fesse du côté malade était proéminente, arrondie, d'une consistance assez ferme, le pli fessier abaissé, celui de l'aine rempli par des tumeurs ganglionnaires; la région trochantérienne, saillante et tuméfiée, était le siége principal des douleurs. La cuisse, dans l'adduction, rappelait, par sa position, la luxation iliaque. La mensuration n'indiquait toutefois aucun raccourcissement réel : la tête du fémur n'avait pas quitté la cavité cotyloïde. Nulle part nous ne trouvâmes de fluctuation ; les mouvements imprimés à la cuisse étaient très-limités et très-douloureux.

Nous cherchâmes, à plusieurs reprises, à étendre le membre et à l'immobiliser, mais aucun de nos appareils inamovibles ne fut supporté par le malade plus de vingt-quatre heures. Un appareil à extension continue, improvisé sur le modèle de l'attelle de Desault, avec des bandes élastiques, eut le même résultat. Nous cherchions toujours l'extension du membre : un drap plié en cravate, passant sous l'ischion, fut fixé à la tête du lit; et une bande élastique, partant du pied, protégé contre toute pression par une bottine dextrinée, fut attachée au pied du lit, exerçant sur le membre inférieur une traction élastique continue. Il fallut d'heure en heure la relâcher jusqu'à ce que sa tension fût nulle et son action illusoire. Nous résignant à laisser le membre dans la seule position tolérée par le malade, nous eûmes recours aux révulsifs, aux pointes de feu, à la

teinture d'iode, aux pommades mercurielles, iodurées, opia-
cées ou belladonées. Toujours même insuccès, et le malade
lui-même, qui depuis trente mois parcourait les hôpitaux et
les établissements thermaux, ne croyait pas le succès possible.
Il était mécontent, difficile, découragé et exigeant. Ce fut
pour nous tous une école de patience.

*Résection de l'articulation métacarpo-phalangienne du gros
orteil; guérison..* Il nous reste à parler d'une tumeur blanche,
qui s'observe plus rarement que les précédentes, et qui fut
pour nous l'occasion d'une résection articulaire suivie de succès. Il s'agit de l'articulation métacarpo-phalangienne du gros
orteil du pied droit. Au moment où le malade, âgé de vingt-
trois ans, fut évacué sur notre service, de l'hôpital de Dôle,
l'affection remontait à plus d'un an. Elle avait débuté par du
gonflement et de la douleur, que le malade attribuait à la pression d'une chaussure mal faite; bientôt la marche était devenue intolérable. Deux tumeurs se formèrent au niveau de l'articulation malade. Elles furent incisées; l'une, située entre le
premier et le second orteil, ne contenait, nous dit le malade,
que du sang; l'autre, située sur le bord interne du pied, au
niveau de l'interligne articulaire, contenait du pus. Les deux
incisions restèrent fistuleuses; une esquille osseuse en fut
extraite; un stylet passait de l'une à l'autre. Six mois après
son entrée à l'hôpital, le malade fut envoyé à l'établissement
thermal de Bourbonne. Il ne tira aucun bénéfice de son séjour
aux eaux, non plus que des topiques et des injections vineuses
ou iodiques auxquelles on eut recours depuis.

Au moment de l'entrée de ce malade dans notre service,
nous constatons que son état général est aussi bon qu'il peut
l'être après son séjour prolongé dans les hôpitaux. L'articulation métacarpo-phalangienne est le siége d'une tuméfaction
globuleuse, au milieu de laquelle ont disparu les saillies normales et les plis cutanés, et qui s'étend depuis le milieu de la
première phalange jusque derrière la tête du premier métatarsien. Cette tumeur est rouge, tendue, de consistance charnue;
elle présente deux trajets fistuleux, dont nous avons déjà in-
diqué la position; ils conduisent le stylet sur des os dénudés.
Cette exploration, malgré les plus grands ménagements, fait
couler assez de sang, sans provoquer de douleur, indice certain
pour nous de la nature fongueuse de l'affection articulaire. Ces

fongosités, en effet, qu'elles partent de la synoviale, de l'os ou du tissu conjonctif périarticulaire, sont molles, friables et très-vasculaires; le stylet les déchire facilement et provoque un écoulement de sang dont l'abondance n'est pas en rapport avec la cause qui l'a produit. Le malade, en marchant, n'appuie que sur le talon; les mouvements volontaires de l'articulation sont très-limités et douloureux; les mouvements communiqués font percevoir à la main qui les imprime, une crépitation osseuse indiquant la dénudation des extrémités articulaires rugueuses et privées de leur cartilage.

Le diagnostic établi et l'étendue des désordres une fois reconnue, il devenait évident que l'on ne réussirait pas à conserver cette articulation sans opération. Faut-il, en pareil cas, préférer l'amputation à la résection? La première est de beaucoup la plus facile à pratiquer, elle est radicale et habituellement suivie d'une guérison rapide. Mais elle prive le pied d'un point d'appui antérieur, dont le rôle est essentiel dans la marche, et de plus, ouvrant largement les gaînes tendineuses, elle expose aux fusées purulentes le long du bord interne du pied et de la jambe. La résection est moins facile à pratiquer, moins brillante et nécessite plus de temps pour la guérison; mais elle conserve toutes les parties molles et laisse, vers la partie antérieure et interne de la voûte du pied, un point d'appui suffisant. Elle a de plus l'avantage, si elle est bien exécutée, de ménager les gaînes tendineuses et les tendons et elle expose moins que l'amputation aux fusées purulentes. Les avantages sont donc du côté de la résection, nous l'avons pratiquée le 18 février.

Le malade étant chloroformé, nous fîmes, sur le bord interne du pied, une incision linéaire longue de 7 à 8 centimètres. Elle avait pour limites les limites mêmes du gonflement des parties molles. Par cette seule incision, il fut plus long que difficile de couper les liens articulaires déjà en partie détruits, et de dégager la tête du premier métatarsien, qui fut coupé avec une scie à chaîne. L'extrémité de la première phalange fut, à son tour, dénudée et réséquée. Ici encore il nous fallut employer la scie à chaîne, tant le gonflement et l'induration des tissus périarticulaires avaient altéré leur souplesse normale. Quelques boulettes de charpie furent déposées dans la plaie et recouvertes d'un pansement simple. Je n'avais en-

levé absolument que du tissu osseux ; tout ce qui restait encore
du périoste et de la capsule articulaire, au moment de l'opération, restait dans la plaie, et un partisan des résections
sous-périostées pouvait voir là, soit une résection sous-pé-
riostée, soit même une résection sous-capsulo-périostée. Mon
but n'était pas de conserver cette membrane pour lui voir reproduire une articulation nouvelle. Je prévoyais qu'altérée par
l'inflammation au niveau de l'os malade et appelée à suppu-
rer, elle ne me serait pas d'un grand secours pour la réunion
et la réparation des parties. Je me suis tenu le plus près possible des os, afin d'éviter sûrement les gaînes tendineuses et
de léser le moins possible les parties molles périarticulaires.
Il m'était aussi facile de disséquer sous le périoste que de disséquer au-dessus de lui, et je ne considérais pas sa conservation
comme un inconvénient.

La tête du premier métatarsien était dépouillée de son cartilage, ramollie et érodée à sa surface. L'extrémite postérieure
de la première phalange, coupée vers son milieu, était creusée
d'une cavité remplie par du tissu fongueux; elle était très-dé-
formée. Les surfaces de section semblaient saines. Ces os ont
malheureusement été perdus et je ne puis indiquer leur longueur exacte. J'évalue à deux travers de doigt la distance qui,
après l'opération, séparait les deux fragments réséqués.

Cette résection ne présenta ni accident, ni complication ;
la plaie se couvrit de bourgeons charnus et marcha rapidement
vers la cicatrisation. On mit, vers le douzième jour, sous la
plante, une palette rembourrée dont la pression rapprochait
les bords de la plaie et soutenait le gros orteil. La cicatrice,
en se formant et en se rétractant, tendait de jour en jour à
diminuer l'intervalle qui, au premier abord, séparait les surfaces de section. Au bout d'un mois la réunion était complète,
mais les deux trajets fistuleux primitifs persistaient et le gonflement des parties molles périarticulaires n'avait pas diminué
d'une façon sensible. L'application réitérée de pointes de feu
et la cautérisation des fistules avec le nitrate d'argent firent
disparaître petit à petit l'engorgement et diminuèrent la profondeur des trajets, qui, deux mois plus tard, étaient oblitérés.

On n'a pas lieu de s'étonner de voir le gonflement et l'induration des tissus périarticulaires persister longtemps encore
après l'ablation des os malades. Leur altération, dans la tumeur

blanche, est de nature hypertrophique et en tous points analogue aux fongosités articulaires. Ce n'est que très-lentement que la nutrition, revenant à l'état normal, fait disparaître par régression ce véritable pseudo-plasme. Quant aux fistules, elles persistent pour la même cause ; elles sont entretenues par cet état des parties molles et par la nature du tissu qui double leur trajet.

Quelques élèves croyaient que toutes les parties osseuses malades n'avaient pas été enlevées; mais il ne nous a pas été difficile de les convaincre que l'opération avait été radicale, en leur montrant que le stylet ne rencontrait plus que des parties molles, qu'il ne provoquait plus, comme avant l'opération, un écoulement de sang abondant, et enfin que la quantité du pus fourni par ces trajets fistuleux était tout à fait insignifiante.

Aujourd'hui le malade marché sans claudication et sans même avoir besoin du secours d'une canne. Le pied toutefois se fatigue encore assez vite. Le gros orteil s'est reporté en arrière et présente un raccourcissement de deux travers de doigt; il a un peu de tendance à se renverser en dedans ; il exécute les mouvements volontaires presque aussi librement que celui du côté sain. Le gonflement des tissus périarticulaires a presque complétement disparu et on voit se dessiner la saillie des tendons extenseurs. La cicatrice est profonde, adhérente, solide et protégée par deux bourrelets cutanés. Le malade, qui désire rester au service, pourra prochainement rejoindre son corps. Si on l'avait amputé, on aurait été forcé de le réformer.

Tumeurs. Adénites cervicales. Leur nombre a été considédérable comme dans tous les services chirurgicaux des hôpitaux militaires. Un de nos internes, M. Lavat, en fera le sujet de sa thèse inaugurale; aussi nous abstiendrons-nous d'en parler longuement. Qu'il nous suffise de dire que nous avons eu l'occasion d'expérimenter sur ces tumeurs ganglionnaires un mode de traitement récemment préconisé à l'étranger et adopté chez nous par Luton. Nous voulons parler des injections altérantes hypodermiques. Nous avons employé surtout, pour ces injections, la teinture d'iode iodurée et accidentellement la solution iodo-tannique. Le nombre de gouttes injectées a varié de 5 à 15. Les résultats auxquels nous sommes arrivés, ont présenté des variantes. Chez quelques malades, l'injection, suivie d'une

réaction locale modérée, a amené assez rapidement la résorption de la tumeur. Répétée tous les trois, quatre, cinq jours,
il a fallu, dans les cas heureux, de 5 à 8 injections pour ame-
ner la guérison. Chez d'autres malades, les injections, suivies
d'une réaction plus vive, déterminaient le ramollissement et
la fonte de la tumeur ganglionnaire ; un des trajets de l'aiguille
tubulée restait fistuleux et donnait issue à un liquide brunâtre,
bien lié, contenant des globules de pus. Ici encore les injections
semblaient agir d'une façon favorable, quoique la guérison
se fît plus longtemps attendre. Enfin, chez d'autres malades,
moins nombreux que les précédents, les injections hypodermiques provoquaient un phlegmon périganglionnaire avec suppuration et décollement de la peau, tandis que l'adénite, au
lieu de diminuer, faisait des progrès rapides et envahissait les
ganglions voisins. Nos premières injections ont été heureuses;
plus tard sont venus les revers, et la confiance qu'elles nous
avaient inspirée au début a été ébranlée.

Il est juste de dire, en faveur de la méthode, que les malades eux-mêmes en sont restés zélés partisans. M. Lavat était
chargé de cette petite opération et s'en acquittait avec dexté-
rité ; il n'a jamais rencontré de résistance de leur part; et ceux
que nous tenions en observation avant de commencer le traitement, de même que ceux chez qui nous ne voulions pas avoir
recours aux injections, les réclamaient avec insistance.

Kyste séreux. Tel fut le diagnostic auquel nous nous arrê-
tâmes devant une tumeur grosse comme un œuf, molle, fluctuante, indolente, mobile sur les parties sous jacentes, sous-
cutanée et sans adhérences à la peau, qui avait conservé son
aspect et sa consistance normales. Cette tumeur, lente comme
développement, remontait à plus d'un an ; elle s'était dévelop-
pée spontanément, n'avait jamais fait souffrir le malade ; siégeant dans la région sous-claviculaire droite, dans un point
qui correspond à l'interstice du grand pectoral et du deltoïde,
elle gênait par son volume les mouvements du membre supérieur.

L'ensemble des caractères que nous venons d'indiquer ne
peut se rapporter qu'à trois espèces de tumeurs : lipômes,
abcès froids ou kystes. Les lipômes sont, en général, moins
globuleux ; ils sont la plupart du temps segmentés par des
cloisonnements fibreux ; la fluctuation qu'ils présentent peut,

il est vrai, en imposer, mais jamais elle n'est aussi franche que chez le malade que nous observions. Les abcès froids ne se développent pas spontanément chez un homme jeune et vigoureux. S'ils ont pour point de départ un traumatisme, le malade a conscience de l'accident qui les a produits, et on ne peut les trouver consécutifs à une adénite que dans les régions où siégent des ganglions lymphatiques. Restent les kystes : sous la peau ils peuvent être glandulaires et tenir à l'oblitération et à la distension consécutive d'une glande sébacée et peut-être même d'une glande sudoripare ; mais les kystes sébacés n'atteignent pas les dimensions d'un œuf et de plus la peau n'est pas parfaitement mobile sur les tumeurs qui ont pour point de départ une de ses glandes : il y a toujours un point d'adhérence, qui correspond au conduit excréteur oblitéré. Nous arrivons donc par exclusion aux kystes séreux, et, s'il y avait quelque incertitude, la ponction exploratrice lèverait tous les doutes. En pareil cas, faut-il la faire ? Oui, si, en éclairant le diagnostic, elle doit guider le chirurgien dans le choix du traitement. Non, si elle ne doit satisfaire que la curiosité, sans rien changer à l'intervention chirurgicale. Ici y a-t-il à hésiter? L'ablation par le bistouri est simple, exempte de dangers, radicale et rapide comme guérison. Elle laissera, il est vrai, une cicatrice linéaire, et chez une femme, appelée à se décolleter, on n'y aurait recours qu'après avoir échoué par la ponction suivie d'une injection d'iode.

Le kyste fut donc disséqué par une incision linéaire, parallèle à son grand axe. Il contenait un liquide onctueux, jaunâtre, un peu trouble. L'écoulement de sang insignifiant ne tarda pas à s'arrêter, et lorsque la plaie fut bien sèche, elle fut réunie par une suture entortillée et le bras fut immobilisé au moyen d'une écharpe. Le troisième jour, j'enlevai les épingles, mais je laissai les fils qui étaient collés à la surface de la plaie, et l'élève chargé du pansement les consolida avec un morceau de sparadrap de diachylon. Ce fut une faute : car le lendemain la peau sous le diachylon était rouge et enflammée et la surface de l'incision suppurait. La réunion heureusement se maintint dans les parties profondes, et quelques jours plus tard elle était complète. J'ai souvent remarqué cette action irritante du sparadrap ; chez certains individus il provoque une inflammation érysipélateuse du derme, que je ne sais à quoi attribuer.

Je ne crois pas devoir l'employer quand je cherche à obtenir une réunion immédiate. Mieux vaut, dans tous les cas analogues au précédent, après avoir enlevé les épingles des sutures, passer sur les fils qu'on laisse en place une ou deux couches de collodion. C'est ce que j'ai fait plusieurs fois et toujours avec un plein succès.

Kéloïde opérée, imminence de récidive. Parmi les tumeurs que nous avons observées et opérées, nous citerons encore une kéloïde cicatricielle dont l'histoire nous semble mériter quelque intérêt. Le malade qui en est atteint est un homme d'une vigueur athlétique, âgé de vingt-sept ans. Antérieurement à une variole qu'il a eue il y a deux ans, il n'a jamais été malade, et quelques cicatrices antérieures à cette époque sont parfaitement normales. La face est profondément marquée, et sur la lèvre supérieure les cicatrices sont assez dures et exubérantes, mais très-peu vasculaires. Sur les autres points de la face, on remarque aussi une tendance, un peu moins marquée il est vrai, vers l'hypertrophie des cicatrices. Il y a quinze mois, son épaule porta sur l'angle d'un fourneau en fonte. Il en résulta une plaie contuse qui mit longtemps à se cicatriser, et bientôt après, la cicatrice devint exubérante et gênante pour le malade; située au-dessus de l'épine de l'omoplate, elle provoquait de la douleur chaque fois qu'elle était comprimée contre cette arête osseuse. Le malade en fut débarrassé par les caustiques; elle se reproduisit.

Actuellement la tumeur, de forme ovale, a 7 centimètres de long sur 3 de large, sa saillie est d'environ 1 centimètre; elle est de consistance charnue, lisse, arrondie, très-vasculaire et mobile sur les parties profondes. Elle semble très-nettement limitée par rapport aux téguments qui l'environnent; ceux-ci ont conservé leur aspect et leur consistance normales. Le malade insistant pour être opéré, quoique nous lui ayons exposé la probabilité, sinon la certitude d'une récidive, la tumeur fut enlevée avec le bistouri, l'incision suivant exactement sa limite. Il fut facile de voir alors que la peau, qui semblait parfaitement normale; était altérée d'une façon notable dans sa vascularisation. Le sang coulait de la surface de la section comme si l'incision avait porté sur une tumeur érectile. Une compression directe, assez prolongée, n'arrêtait que momentanément cet écoulement. Employer le perchlorure, l'eau de

Pagliari ou maintenir la compression directe, c'est renoncer à la réunion immédiate : nous excisons avec le bistouri les points qui donnent le plus de sang, et nous réunissons la plaie avec une suture entortillée un peu serrée, espérant arrêter ainsi l'hémorrhagie. Le succès fut incomplet ; du sang coula et s'accumula sous la suture ; la réunion immédiate manqua, malgré le soin que nous avions eu de relâcher et d'immobiliser, autant que possible, la peau de la partie postérieure de l'épaule.

Bientôt la plaie se recouvre de bourgeons charnus exubérants et vasculaires, et le nitrate d'argent est insuffisant pour les réprimer. Une application de pâte de Canquoin les détruit, mais ils se reproduisent avec leurs caractères hypertrophiques. Nous avons recours alors à une solution de perchlorure de fer dans de l'alcool, 4 gr. p. 100. Les bourgeons charnus restent petits et moins vasculaires, mais la cicatrisation complète se fait attendre cinq semaines. Quand le malade quitte l'hôpital, la cicatrice est plate et souple ; elle nous semble trop vasculaire et trop large et nous prévoyons une récidive.

Il est à remarquer que chez ce malade la tendance à la formation des kéloïdes est consécutive à une variole : c'est là, tout au moins, une coïncidence curieuse. La tumeur était vascularisée au point de se rapprocher sensiblement des tumeurs érectiles capillaires. C'était une *kéloïde télangiectasique :* caractère fréquent dans les différents genres de sarcômes. Cette vascularisation franchissait les limites de l'hypertrophie cicatricielle, et il eût été intéressant de voir si la peau environnante, qui semblait normale, ne présentait pas d'autres altérations analogues à celles de la cicatrice, ce qui nous expliquerait la fréquence, sinon la constance, des récidives. Pour nous, cette observation nous porte à croire que si l'on se décide à opérer une kéloïde, il faut, comme pour les cancers et les sarcômes, porter le couteau bien au delà des limites apparentes de la tumeur. Malheureusement, si la tumeur ainsi opérée se reproduit, l'intervention chirurgicale aura aggravé le mal. Si l'on a quelque chance de succès durable, c'est à la condition d'obtenir une réunion immédiate. On voit, en effet, les bourgeons charnus, lorsque la plaie suppure, revêtir tous les caractères de l'hypertrophie. Le perchlorure de fer a seul pu arrêter leur végétation exubérante. Peut-être est-il appelé à rendre de nouveaux services dans le traitement de cette maladie.

Exostoses sous-unguéales ; résection, guérison. Deux exostoses sous-unguénales sont entrées presque coup sur coup dans nos salles. Elles siégeaient toutes deux au gros orteil du pied gauche chez deux enfants de troupe de treize et de seize ans. C'est une curieuse affection que cette exostose sous-unguéale ; on ne l'observe jamais que chez les jeunes gens et elle est liée bien certainement au développement du squelette de l'orteil sur lequel elle siége. C'est l'hypertrophie par continuation de croissance d'un de ces petits tubercules auxquels se fixe le derme unguéal à l'extrémité de la phalangette. La tumeur, comme les os en voie de développement, est d'abord fibreuse ou fibro-cartilagineuse ; et lorsqu'elle s'est ossifiée, elle est encore recouverte par une couche épaisse d'un tissu analogue à celui aux dépens duquel elle s'est formée. Située sous l'ongle, petit à petit, en augmentant de volume, elle le soulève et bièn- tôt vient faire saillie sous son bord libre, qu'elle relève de plus en plus. Peu gênante au début, elle rend à la longue intolé- rables la pression de la chaussure et la marche. Elle finit même par s'enflammer et s'ulcérer vers sa partie antérieure qui reste découverte et exposée à des frottements et à des chocs conti- nuels. L'aspect de l'orteil atteint d'exostose sous-unguéal est tout à fait caractéristique : le diagnostic saute aux yeux. Tous ces faits ressortaient nettement de l'examen de nos deux ma- lades. Ils furent opérés à quelques jours d'intervalle. L'ongle fendu sur la ligne médiane et arraché, la tumeur fut mise à nu, circonscrite jusqu'à l'os avec le bistouri, puis réséquée avec une petite scie ; le cautère actuel fut appliqué sur le pé- dicule osseux et la plaie fut pansée à l'eau froide. Ces deux enfants guérirent sans accident et sortirent six semaines aprés de l'hôpital.

Hernies simples. Deux des hernies qui se sont présentées à nous étaient des hernies inguinales réductibles, hernies de force, de date récente, ne présentant aucune complication. Les hommes qui les portaient étaient envoyés à l'hôpital pour être présentés à la Commission de réforme. Pendant longtemps nous avons conservé dans l'armée les soldats atteints de her- nies simples. La hernie était une cause d'exemption et non de réforme. On n'acceptait pas dans les rangs ceux qui en étaient porteurs, mais on ne renvoyait pas ceux qui la contractaient au service. Nous n'avons pas à nous occuper de cette inconséquence administrative, d'autant moins qu'elle a été corrigée. Sous prétexte de ne pas affaiblir les effectifs, on conservait des hommes impropres au métier des armes. Aujourd'hui la hernie, même à l'état de pointe, est une cause d'exemption et de réforme.

Hernie irréductible. Nous n'avons pas assisté aux accidents qui ont rendu irréductible une hernie inguinale, scrotale, d'un diagnostic assez intéressant. Les commémoratifs indiquent une hernie scrotale qui, après quelques mois, est devenue irréductible par suite d'accidents douloureux, probablement de nature inflammatoire. La tumeur est grosse comme le poing, mate à la percussion, ovoïde, remontant jusqu'au canal inguinal, qu'elle occupe par son pédicule. Elle présente, suivant son grand axe, un sillon assez prononcé en avant et en dehors, qui la divise en deux moitiés à peu près égales, l'une antéro-interne, l'autre postéro-externe. La moitié antérieure est molle, pâteuse, et rappelle par la palpation l'épiplocèle; la moitié postérieure est fluctuante et assez bien limitée vers l'anneau inguinal. On ne trouve pas le testicule, et cependant le malade affirme qu'il a occupé le scrotum avant la hernie. D'après cet examen, nous sommes porté à croire que la partie antérieure de la tumeur est formée par une hernie épiploïque ou entéro-épiploïque irréductible par suite d'adhérences qu'elle a contractées avec son sac, et que la partie postérieure est constituée par une hydrocèle de la tunique vaginale, provoquée elle-même par la présence de la hernie. L'absence de transparence ne nous permet pas d'affirmer notre diagnostic, et de préciser la position du testicule. Nous cherchâmes à obtenir la réduction de la hernie par une pression élastique et continue, exercée au moyen de bandes de caoutchouc. Malgré la patience du malade, nous n'avons obtenu aucun résultat.

Une *hernie graisseuse de la ligne blanche* s'est présentée à nous dans les conditions suivantes. La tumeur, située exactement sur la ligne médiane, entre l'ombilic et l'appendice xyphoïde, était de forme arrondie, molle, indolente à la pression, réductible et grosse à peine comme une petite noisette. L'absence d'accidents gastro-intestinaux et la consistance de la tumeur ne permettaient pas de méconnaître sa nature adipeuse. Nous n'avons pas été mis en demeure d'y toucher.

Vient enfin un cas de hernie étranglée.

Hernie étranglée; kélotomie, guérison. Le jeune soldat qui fait le sujet de cette observation est sain et vigoureux; vers le milieu de 1867, pendant une manœuvre de force (il appartient à l'artillerie), il sentit dans l'aine droite une douleur déchirante et constata l'apparition d'une tumeur qui, dès le lendemain, occupait le scrotum. Cette tumeur fut réduite et maintenue par un bandage herniaire. A deux reprises, la tumeur s'est reproduite pendant un effort, sans provoquer d'accident. Le jour de son entrée à l'hôpital, vers quatre heures du matin, ce malade descend de sa chambre sans son bandage, glisse dans l'escalier, tombe, et la hernie sort plus volumineuse qu'elle n'a jamais été. Après quelques tentatives modérées de taxis, le médecin du corps envoie cet homme à l'hôpital. Il entre dans mon service à midi.

Appelé immédiatement, je trouve une tumeur grosse comme le poing, occupant la moitié droite du scrotum. Elle est dure, douloureuse à la pression; le scrotum est contracté sur elle. Je cherche en vain le testicule, et cependant le malade affirme qu'il occupe habituellement le scrotum; il a donc disparu dans la tumeur. La hernie, quoique hernie de force, produite seulement à vingt-deux ans, doit avoir pour sac la tunique vaginale, dont la communication péritonéale n'est pas oblitérée. Les symptômes généraux de l'étranglement sont des plus manifestes, et présentent, eu égard au temps qui s'est écoulé depuis l'accident, une intensité très-grande. L'anxiété est extrême; la peau est froide, le faciès pâle et déjà grippé; le pouls est petit et rapide; le malade frissonne, il a le tronc courbé en avant et l'abdomen dur et tendu. Si nous ajoutons à ces symptômes la sonorité de la partie antérieure de la tumeur, il nous est permis d'établir le diagnostic : hernie intestinale, étranglée, ayant son siége dans la tunique vaginale; le testicule est à la partie postérieure de la tumeur.

Le malade étant couché sur le dos, les cuisses et les épaules soulevées, je fais pendant cinq minutes une première tentative de taxis. Puis le malade est porté au bain; il y est maintenu trois quarts d'heure et soumis au chloroforme. Le taxis ayant encore échoué, je fais, séance tenante, la kélotomie. La tumeur est incisée couche par couche, suivant son grand diamètre, dans l'étendue de 8 à 10 centimètres; nous arrivons, sans rencontrer de liquide, sur l'intestin, qu'il est facile de reconnaître à sa couleur violacée. La tunique vaginale contient, outre le testicule, 0^m,20 à 0^m,25 d'intestin grêle étranglé, dont la surface est lisse et tendue et dont la coloration est d'un violet foncé. Le mésentère présente un état identique; il est, de plus, le siége d'ecchymoses, indiquant que les tentatives de taxis ont été assez énergiques.

Une première bride est incisée avec le bistouri de Cooper au niveau de l'anneau inguinal externe. La réduction reste impossible. Suivant alors du doigt le trajet inguinal, je trouve et je coupe, au niveau de l'anneau inguinal interne, un anneau plus serré que le premier. L'intestin rentre alors sans difficulté dans la cavité abdominale. Nous avons donc là un exemple aussi net que possible d'étranglement siégeant au niveau de l'anneau interne. Les enveloppes du testicule, assez largement incisées, étaient si rétractiles et rétractées qu'il fut impossible de maintenir sans suture le testicule dans la tunique vaginale. Je me vis donc forcé de placer quatre points de suture entortillée dans le scrotum. La partie supérieure de la plaie fut pansée à plat. Seule elle suppura; il n'y eut du côté des bourses qu'un peu d'œdème inflammatoire, sans doueur et sans suppuration. Le matin du troisième jour, j'enlevai les points de suture; la tunique vaginale était cicatrisée.

Il n'y eut chez cet opéré ni fièvre ni accidents péritonéaux. Nous ne fûmes inquiété que par le retard des selles; ce n'est que le quatrième jour et grâce à 20 grammes d'huile de ricin qu'elles reparurent. Quinze jours après l'opération, la cicatrisation était complète.

Perte de substance du voile du palais; staphyloraphie. Nous avons pratiqué la staphyloraphie dans les conditions suivantes:

N..., engagé volontaire, jeune et intelligent, a contracté la syphilis à Rome en 1864. Dès le début des accidents généraux, la gorge fut le siége d'ulcères, qui aboutirent, après quinze mois environ et malgré un traitement mercuriel et iodique, à une perte de substance du voile du palais. Depuis cette époque, ce malade est entré plusieurs fois dans les hôpitaux pour des manifestations syphilitiques; il y a été soumis à divers traitements antisyphilitiques. Enfin, renvoyé en congé en Alsace, il est entré à l'hôpital de Strasbourg, demandant la guérison d'une infirmité qui le rend impropre au service, et qui le gêne d'une façon notable dans ses rapports sociaux.

Le voile du palais a subi une perte de substance en fer-à-cheval, comprenant la luette, large de 2 centimètres et haute de 15 millimètres. La parole est à peine intelligible, très-nasonnée, et accompagnée de contractions grimaçantes des muscles de la face. Pendant la déglutition rapide, les liquides remontent dans les fosses nasales; inconvénient qui ne se produit pas lorsque le malade avale lentement et avec soin. L'examen le plus attentif ne fait découvrir aucune manifestation syphilitique. L'état général est excellent.

Avant de rien entreprendre, nous gardons le malade quelque temps en observation. Puis nous lui faisons faire douze frictions mercurielles à 4 grammes, auxquelles succède un traitement iodique.

Ce traitement de précaution, d'une utilité contestable, mais d'une innocuité absolue, terminé, nous pratiquons l'opération de la façon suivante. Imitant le procédé de Nélaton pour le bec-de-lièvre, je fais deux incisions dans le voile du palais. Leur point de départ est à 3 millimètres environ au-dessus du bord libre du voile du palais, et à la même distance en dehors de la perte de substance; elles se réunissent sur la ligne médiane, circonscrivant la perte de substance et détachant de son bord un lambeau qui, adhérent des deux côtés, transforme le fer-à-cheval en boutonnière. Quand nous aurons fermé la boutonnière par des sutures, ce long lambeau, dont les insertions arriveront au contact, devra se plier, s'adosser à lui-même par ses surfaces saignantes et reformer la luette.

Après avoir accompli, autant que cela me fut possible, la section des péristaphylins internes, je fis celle des piliers du voile, et l'écoulement du sang étant arrêté par des gargarismes froids, je procédai à la suture. Elle fut faite avec l'aiguille de De Pierris, la seule que contienne notre arsenal. Elle fut faite sans difficulté; trois points de suture furent appliqués, et ils affrontèrent sans tension les lèvres de la section.

J'avais l'intention de faire avec une petite aiguille à forte courbure un point de suture sur la luette restaurée; mais le lambeau qui devait la fournir s'était réduit pendant l'opération, au point de ne plus former après la réunion qu'un petit tubercule arrondi de 2 à 3 millimètres de saillie. Je m'attendais bien à une certaine réduction, mais jamais je n'aurais prévu un pareil escamotage.

Le malade, très-docile et enfermé seul dans une chambre, resta trois jours sans parler et sans prendre autre chose que des bouillons et du vin, qu'il se versait jusque dans le pharynx au moyen d'un biberon terminé par une sonde élastique : il s'était dressé à cette manœuvre quelques jours avant l'opération. Le quatrième jour, j'enlevai les points de suture; la réunion semblait faite; mais dans la journée et le lendemain, la plaie se rouvrit à sa partie inférieure, au niveau du dernier point de suture. La cicatrice tint bon à sa partie supérieure. Il en résulta un petite perforation triangulaire de 3 millimètres environ de côté, limitée en bas par le lambeau appelé à former la luette. Les surfaces de cette perforation se couvrirent de bourgeons charnus, et la cicatrisation se fit par seconde intention.

Trois semaines après l'opération, le malade quitte l'hôpital. Le bord libre du voile ne présente plus d'encoche. Il forme une courbe à concavité inférieure, interrompue sur la ligne médiane par un petit tubercule arrondi d'environ 3 millimètres de diamètre. Comme médecine opératoire, c'est un résultat très-satisfaisant; comme thérapeutique, c'est un insuccès complet. Le malade n'a rien gagné comme parole; la déglutition des liquides est seule devenue plus facile.

Et nous n'avons pas la consolation de nous dire ici, comme dans les divisions congénitales du voile, que l'opéré parlera bien quand il aura fait l'éducation de son organe vocal, car il a su parler sans nasonner et distinctement. A quoi tient l'insuccès? Il faut reconnaître tout d'abord que la tentative de restauration de la luette a échoué. Au lieu d'une luette de 1 1/2 à 2 centimètres, nous n'avons obtenu qu'un petit tubercule arrondi inutile, incapable d'oblitérer l'intervalle qui sépare les piliers postérieurs pendant la déglutition. La section des piliers postérieurs et des pharyngo-staphylins qu'ils contiennent, affaiblit ces derniers, qui, pendant la déglutition, doivent par leur contraction se rapprocher de la ligne médiane, et concourir d'une façon efficace à oblitérer les fosses nasales. Cette section, il est vrai, relâche le voile; mais il me semble que ses avantages ne compensent pas cet inconvénient qu'elle présente. Je lui reproche aussi, en coupant les insertions inférieures du voile, de lui permettre de se rétracter vers ses insertions supérieures, et de lui faire perdre en hauteur ce qu'il gagne sur la ligne médiane. Il nous a semblé, en effet, que chez notre opéré les parties latérales du voile avaient perdu de leur hauteur. Cette assertion mérite tout au moins d'être vérifiée.

Rétrécissements du canal de l'urèthre; uréthrotomie interne et dilatation. Les rétrécissements du canal de l'urèthre sont fréquents dans les hôpitaux militaires. On sait, en effet, que l'uréthrite chronique, vulgairement connue sous le nom de *goutte militaire*, en est la cause habituelle. Les injections irritantes, et surtout les injections caustiques, ne sont pas toujours étrangères à leur formation. Quant aux rétrécissements d'origine traumatique, ce n'est qu'accidentellement qu'on les observe. Chez tous nos malades, l'uréthrite blennorrhagique avait été le point de départ de la coarctation uréthrale, et au point de vue étiologique ils présentaient une identité à peu près absolue. Leur histoire varie peu.

A la première atteinte de blennorrhagie, le jeune soldat, consterné, suit avec dévotion le traitement qu'on lui impose. Après trois semaines ou un mois, il sort guéri, et pendant quelques jours encore il fuit tous les excès. Petit à petit il reprend courage; il s'expose et succombe à la tentation. La mauvaise chance aidant, la blennorrhagie reparaît. Mais il n'y a que le premier pas qui coûte. Cette fois il souffre à peine; il supporte son malheur gaillardement; il cherche à échapper à tout traitement, ou se livre aux praticiens du quartier, fortes têtes qui lui font boire de la poudre et même du jus de pipe (dans force eau-de-vie). Puis l'uréthrite, traitée par le mépris, finit par passer à l'état chronique; elle devient militaire par l'énergique résistance qu'elle oppose aux moyens qu'on emploie pour la déloger. Il y a, du reste, de mauvais soldats qui la gardent alors précieusement : elle devient pour eux un moyen d'échapper aux corvées, aux manœuvres, aux étapes; c'est une clef qui leur ouvre la porte de la prison ou de la salle de police.

Bientôt le jet d'urine se tortille en vrille ou il semble sortir d'une pomme d'arrosoir; il devient bifide, filiforme; la veine liquide inférieure, petit à petit, s'abaisse, et finit par tomber goutte à goutte sur le bout de la chaussure. Déjà le malade n'arrive plus, qu'avec effort, à vider lentement et incomplétement sa vessie. Les accidents et les complications des rétrécissements uréthraux ne tarderont pas à se produire.

Le premier de nos malades est un Gascon, ivrogne, vantard et débauché. Son histoire est curieuse : malgré son rétrécissement, il continua ses libations, et fut atteint d'une incontinence d'urine, qui nécessita pendant plus d'un an l'usage d'un urinoir en caoutchouc. On allait le réformer; on l'opéra par l'uréthrotomie interne. L'opération réussit au point de permettre à cet homme de reprendre son service. Il négligea les conseils qui lui avaient été donnés, recommença sa vie de débauche; les accidents reparurent. Il entra à l'hôpital, fut envoyé en convalescence, et de retour au corps, il fut dirigé vers mon service. Je trouve en lui un homme maigre, pâle, usé à vingt-six ans. Il a eu dans ces derniers temps plusieurs accès de fièvres consécutifs à des excès; il a des douleurs dans les reins, dans les cuisses, dans le bas-ventre; par moment, il ne peut pas retenir ses urines. Le jet est filiforme, intermittant; son émission nécessite des efforts. Une bougie olivaire de 4 millimètres est arrêtée avant d'arriver au niveau de la courbure sous-pubienne. Une bougie filiforme passe après bien des tâtonnements, en franchissant plusieurs obstacles. Les urines sont troubles; le fond du vase est couvert d'un épais dépôt muco-purulent.

Pendant un mois je cherche à calmer l'inflammation de la vessie par des bains, par le repos et par un régime approprié. Le malade prend tous les jours six bols de térébenthine; il est purgé trois ou quatre fois. Quelques frictions mercurielles et mercurielles belladonées sont faites au périnée et à l'hypogastre. Le 7 février, les urines sont presque normales, les douleurs vésicales ont disparu; la bougie conductrice de l'uréthrotome est introduite jusque dans la vessie, et l'instrument, étant vissé sur elle, pénètre dans le canal de l'urèthre. Arrêté au niveau du pubis, après m'être assuré que l'obstacle n'est pas dû à la courbure du canal, je fais une première section longue d'un centimètre environ. La lame étant ensuite recouverte, je fais pénétrer l'instrument plus profondément. Bientôt il est arrêté par un nouvel obstacle, que je coupe en faisant saillir la lame de quelques millimètres. Il me semble siéger vers le collet du bulbe. Le malade, qui n'a pas voulu de chloroforme, m'assure que le rétrécissement est coupé; il insiste pour que je retire au plus tôt l'instrument; il est indocile. Je cherche à faire pénétrer dans la vessie une bougie de 6 millimètres; elle est arrêtée profondément au-dessus de la dernière section. L'uréthrotome, introduit de nouveau, coupe un dernier obstacle, et le cathétérisme ne présente plus de difficulté.

Une sonde à demeure de 6 millimètres, renouvelée deux fois en huit jours, ne provoque qu'un léger écoulement uréthral. L'opération n'a été suivie d'aucun accident, car on ne saurait considérer comme tel une léger frisson suivi de réaction quelques heures après l'uréthrotomie. Après le huitième jour, le malade ne garda plus sa sonde que quelques heures tous les jours. Il se la passait lui-même sans difficulté. A sa sortie de l'hôpital, le 1er mars, je lui recommande de continuer à se sonder et d'éviter les excès de tous genres. Mais je n'ai pas la naïveté de croire que mes conseils seront suivis.

Chez un officier d'une quarantaine d'années, je me suis trouvé en présence d'un rétrécissement d'une date très-ancienne, maintenu en échec par des cathétérismes fréquents. Ce malade est habitué à se sonder; il se passe régulièrement tous les matins une bougie de 3 millimètres; elle est un peu serrée au passage; par moments son introduction est douloureuse et difficile. En trois jours et trois séances, j'arrive sans difficulté et sans douleur à introduire une sonde en étain de 6 millimètres, gagnant ainsi par jour près de 1 millimètre. Comme le troisième cathétérisme a fait couler un peu de sang, cet officier refuse de me laisser aller plus loin. Je ne lui propose pas l'uréthrotomie; je crois son rétrécissement justiciable de la dilatation; du reste, il n'accepterait pas l'opération. Son rétrécissement est devenu pour lui une occupation qu'il vaut peut-être mieux lui laisser. C'est pour lui un intérêt dans la vie. Et de plus, à quelque chose malheur est bon : il a là un bon conseiller et je dirai même un maître qui lui défend les excès de tous genres.

Le même jour que lui, entrait dans mon service un sous-officier atteint d'incontinence d'urine nocturne. Ses réponses indiquent déjà la nature de la lésion qui l'a provoquée. Il a eu plusieurs uréthrites; la dernière date de dix-huit mois, et n'a jamais été bien guérie; l'émission des urines est devenue de plus en plus difficile, et depuis six semaines environ elle est involontaire, la nuit surtout après boire. Le méat est très-étroit; derrière la fosse naviculaire se trouve un premier obstacle, qu'on a beaucoup de mal à franchir; on en trouve un second à 16 centimètres. La vessie contient une urine normale; l'incontinence nocturne est le seul accident qu'elle présente; rien ne nous force à différer l'opération.

Quatre jours après son entrée à l'hôpital, ce malade est soumis au chloroforme; la bougie conductrice est introduite dans la vessie, mais l'instrument ne peut la suivre sans inciser le méat et presque immédiatement après un second obstacle au niveau de la valvule de Guérin. La lame, recouverte de son enveloppe protectrice, parcourt alors 12 à 15 centimètres du canal; elle est arrêtée à ce niveau, et une nouvelle incision franchit ce dernier obstacle. Le sang coule du canal en certaine quantité; il semble provenir surtout de l'incision du méat. Nous choisissons une sonde à demeure d'un calibre assez fort; elle comprimera directement les surfaces de section et arrêtera l'écoulement sanguin.

Dans la nuit, le malade n'a pas dormi; il a eu du ténesme vésical. La sonde nous semble trop enfoncée, et comme le malade la débouche à chaque instant, elle doit appuyer contre la paroi de la vessie constamment rétractée. Nous lui recommandons de ne retirer que toutes les deux heures le petit tampon qui bouche son pavillon. Le gland et le fourreau de la verge sont rouges et tuméfiés. Il y a un peu de fièvre.

Les mêmes phénomènes se reproduisent la nuit du second jour. Pendant la nuit du troisième, le malade retire sa sonde. Je lui avais permis de le faire, mais le plus tard possible et en quelque sorte à la dernière extrémité, lui recommandant surtout de ne pas chercher à la remettre lui-même. Le lendemain matin, il est reposé; la verge est moins tuméfiée; je repasse la sonde sans trop de difficulté et je vide la vessie. Jusqu'au huitième jour, le malade retire sa sonde la nuit et la garde le jour. Puis il ne la conserve que deux ou trois heures dans la journée, et petit à petit je diminue la durée de son séjour dans l'urèthre. Au bout d'un mois, ce malade sort guéri de son incontinence, urinant facilement. Je lui recommande pendant quelque temps encore de se sonder tous les matins, puis d'espacer les cathétérismes de plus en plus, et de ne les abandonner complétement que dans un an au plus tôt.

Mon troisième opéré d'uréthrotomie interne est un jeune chasseur de vingt-deux ans, chez lequel la coarctation est consécutive à une succession précoce de blennorrhagies. Il a

contracté la première dans sa seizième année. Quand l'émission de l'urine est devenue difficile, il a appris à se sonder
lui-même avec une petite sonde molle; mais depuis quelque
temps il ne peut plus la passer. C'est un engagé volontaire
presque aussi intelligent que précoce ; il choisit parmi mes
bougies celle qui probablement passera. Elle a peut-être 2 millimètres, et elle pénètre dans la vessie en franchissant un obstacle qui arrête une bougie olivaire de 4 à 5 millimètres à
15 centimètres de profondeur. L'ancienneté du rétrécissement,
l'inutilité des cathétérismes antérieurs et le désir du malade
d'être débarrassé rapidement, me font préférer l'uréthrotomie
à la dilatation lente et graduée.

Le malade est endormi avec du bichlorure de méthylène;
le sommeil est obtenu facilement; la résolution est complète.
L'uréthrotome coupe facilement le rétrécissement, en ne pro-
voquant qu'un léger écoulement de sang. Il est remplacé par
une sonde à demeure, et, comme dans les deux observations
précédentes, la guérison se fait sans accidents. Nous avons à
noter toutefois pendant trois ou quatre jours un ténesme vésical assez pénible, auquel la sonde à demeure pourrait bien ne
pas être étrangère.

Deux autres malades atteints de rétrécissements uréthraux
sont entrés au service au commencement d'avril. Je les ai lais-
sés à mon successeur.

Je ne pourrais mieux faire, pour les élèves, que de répéter
les sages préceptes de celui dont je m'efforçais de suivre
l'exemple. Sédillot a depuis longtemps montré quelles sont les
indications de l'uréthrotomie interne et quelles sont les fautes
à éviter pendant l'opération et pendant le traitement consécutif, et j'hésite à ajouter à ces trois opérations suivies de succès et sans accidents, les réflexions qu'elles m'ont suggérées.
L'uréthrotome que Sédillot a fait fabriquer est simple et facile
à manier. L'uréthrotome courbe ne me semble nécessaire que
pour les incisions prostatiques, lorsqu'il y a hypertrophie de
cet organe et valvule vésicale : partout ailleurs le cathétérisme rectiligne est possible, et l'instrument droit suffit.

Les lames présentant une saillie de 7 et 8 millimètres sont
inutiles et dangereuses : dans la portion pénienne elles peuvent
perforer l'urèthre de part en part, et dans la portion périnéale
elles favorisent la production des épanchements urineux.

La sonde à demeure est une garantie contre ce dernier accident. Il faut, autant que possible, qu'elle soit en caoutchouc. Nous avons vivement regretté de ne pas avoir d'autres sondes que des sondes molles ordinaires. Elles sont plus rigides que les sondes de caoutchouc et s'altèrent plus vite; les malades les supportent moins facilement. Il faut, autant que possible, laisser une sonde à demeure dans l'urèthre pendant une huitaine de jours.

Si l'irritation du col vésical et de l'urèthre est vive, on peut, sans grand inconvénient, retirer la sonde pendant quelques heures à partir du quatrième jour. Il faut surtout éviter que le malade remette lui-même sa sonde pendant les premiers jours, et y procéder soi-même avec le plus grand soin, afin d'éviter les fausses routes.

La sonde uréthrale ne doit être abandonnée que petit à petit, et longtemps après l'opération le malade doit encore se sonder. A cette condition, il peut compter sur une guérison durable.

Les maladies du testicule nous ont fourni une série assez complète. Outre un cancer du testicule, opéré dans le service par M. Sédillot quelques jours avant notre arrivée, nous avons eu trois orchites traumatiques, trois orchites blennorrhagiques, qui se sont fourvoyées dans nos salles, deux orchites syphilitiques et une orchite tuberculeuse.

Les orchites traumatiques, consécutives à des contusions, étaient accompagnées d'ecchymoses des bourses, d'épanchement dans la tunique vaginale et d'un gonflement inflammatoire ayant surtout pour siége l'épididyme. La pression et la palpation de l'organe malade provoquaient, au début, des douleurs très-vives, qui remontaient, en suivant le cordon, jusque dans les lombes. C'étaient, dans les trois cas, des contusions au second degré, suivies de la réaction inflammatoire propre au testicule et à ses enveloppes. On aurait pu se borner à maintenir les malades couchés, les bourses relevées vers l'abdomen. La résolution de l'inflammation devait suivre rapidement la résorption du sang extravasé. L'application d'eau froide additionnée d'alcool camphré et d'extrait de Saturne a semblé favoriser le dégorgement des parties. On est toutefois en droit de se demander si ces substances médicamenteuses n'ont pas été dépensées ici en pure perte.

Ces orchites traumatiques peuvent être suivies d'abcès san-

guins des bourses et d'hématocèles de la tunique vaginale et
du cordon. Nous n'avons observé aucune de ces complications,
qui sont habituellement la conséquence de contusions plus
violentes.

Nous ne nous occuperons pas des orchites blennorrhagiques
que nous avons observées : toutes trois avaient pour siége
l'épididyme et le cordon, et s'accompagnaient d'un épanchement modéré dans la tunique vaginale et d'infiltration des enveloppes scrotales. Unilatérales, elles n'ont présenté aucune
complication. Les émissions sanguines et les frictions mercurielles locales, les cataplasmes froids et la suspension sont les
moyens auxquels nous nous sommes adressé dans les trois cas.

Nous n'avons pas reconnu immédiatement la nature tuberculeuse d'une orchite qui s'est présentée à nous dans les conditions suivantes. Le malade, soldat de trente-quatre à trente-
cinq ans, d'une constitution délabrée, accuse, comme point
de départ de sa maladie, une contusion violente des bourses,
datant de cinq jours. Le testicule droit est presque doublé de
volume, douloureux et dur. L'épididyme présente la même
altération. Les enveloppes sont rouges, chaudes, légèrement
infiltrées. Nous croyons à une orchite traumatique; c'est du
reste le diagnostic du médecin du corps. Ces phénomènes inflammatoires, au lieu de disparaître spontanément, résistent
à tous les moyens auxquels nous avons recours. La glande aug-
mente encore de volume et se déforme. Après six semaines
d'hôpital, l'épididyme, bosselé et dur, présente une petite tumeur d'abord, puis plusieurs autres, arrondies, bientôt adhérentes aux enveloppes et marchant vers le ramollissement.
Grosses comme une petite cerise au moment où elles ulcèrent
la peau, elles se vident de leur contenu grumeleux et mal lié,
puis marchent lentement vers la cicatrisation. Leur cicatrice
est adhérente, déprimée et froncée en cul-de-poule. Leur évo-
lution est successive. Elles ont commencé sur l'épididyme;
plus tard elles auront pour siége la glande elle-même. Dès
l'apparition de ces tumeurs, on ne peut plus méconnaître la
nature tuberculeuse de l'affection, et l'examen de la poitrine
vient confirmer le diagnostic. Nous proposons ce malade pour
les eaux d'Amélie, et, en attendant son départ, nous lui don-
nons un régime tonique et de l'huile de foie de morue. Avons-
nous eu affaire à une orchite traumatique qui est devenue tu-

berculeuse, à une orchite tuberculeuse qui a eu pour point de départ un traumatisme, ou la contusion de l'organe ne serait-elle ici qu'une simple coïncidence?

Calcul volumineux de la vessie; lithotritie, guérison. Le malade qui fait le sujet de cette observation est évacué chez nous d'un service de médecine, où il a été envoyé sous la rubrique : cystite chronique.

C'est un jeune homme de vingt-deux ans, de petite taille, assez chétif et fatigué. Il souffre depuis plus d'un an; la marche et surtout la course et le saut lui font éprouver des douleurs vives du côté de la vessie et de la verge. Dans ces derniers temps, ces accidents se sont aggravés, et, dès son entrée à l'hôpital, ce malade, pusillanime, reste au lit, couché sur le dos, les cuisses repliées sur l'abdomen. La miction est fréquente; l'urine laisse au fond du vase un dépôt muco-purulent abondant, contenant des cristaux de phosphate de chaux et de phosphate ammoniaco-magnésien. La vessie enflammée ne contient jamais que très-peu d'urine. La verge, comme chez les calculeux jeunes, a la forme en massue. Le canal de l'urèthre est large et dilatable, le col très-irritable et assez difficile à franchir, le calcul volumineux et facile à trouver.

On a dit: «Mort Civiale, morte la lithotritie.» Ce ne fut même pas un compliment adressé à la mémoire de cet homme éminent. L'homme peut mourir sans compromettre les progrès qu'il a réalisés par son travail, sa persévérance et son génie. La lithotritie restera dans la pratique chirurgicale : comme la taille, elle présente ses indications et ses contre-indications. Dans les circonstances précitées, quelle est celle de ces deux méthodes à laquelle nous devons donner la préférence?

Ce calculeux est jeune, sa vessie est contractile; l'urèthre, large et dilatable, se laisse facilement parcourir par des instruments même volumineux; enfin les cristaux de phosphate de chaux et de phosphate ammoniaco-magnésien trouvés dans le dépôt de l'urine permettent d'espérer un calcul friable. Ce sont là des conditions favorables à la lithotritie. L'irritabilité du col vésical et la cystite sont, il est vrai, défavorables à cette opération; mais on peut les atténuer, au moins en partie, par un traitement approprié, et l'âge du sujet, son état apyrétique habituel, nous les font moins craindre. Quant au volume du

calcul, nous ne le connaissons que d'une façon approximative, et l'on peut se demander, suivant nous, si, chez un jeune
homme, le volume considérable du calcul est plus défavorable
à la lithotritie qu'à la taille. C'est donc à la première de ces
méthodes que nous croyons devoir nous adresser.

Après quelques jours consacrés à étudier le malade, à gagner sa confiance et à calmer l'irritabilité de la vessie et du
col vésical par des bains, des boissons émollientes, des frictions mercurielles et belladonées, du repos et de légers laxatifs, l'opération fut entreprise de la façon suivante :

Le malade étant anesthésie, un lithotriteur à fenêtre fut introduit dans la vessie bien distendue par une injection d'eau
tiède. Ce premier temps de l'opération nous présenta un phénomène remarquable : quoique l'anesthésie fût profonde et la
résolution musculaire complète, dès que le lithotriteur pressa
sur le sphincter de la vessie distendue, il provoqua des efforts
d'expulsion énergiques, qui débarrassèrent le réservoir urinaire d'une partie de son contenu. Ce même phénomène se
reproduisit dans toutes les séances où nous eûmes recours à
l'anesthésie et à l'injection vésicale. Une fois dans la vessie, le
lithotriteur rencontra le calcul et râcla sa surface sans pouvoir le saisir. Il fut retiré après sept minutes. Cette première
tentative, suivie d'un léger frisson, n'amena aucun accident.
Le résultat n'en fut pas brillant; à peine put-on recueillir dans
l'urine une cuillerée à café de poussière calculeuse.

Huit jours après, nouvelle séance. Cette fois le calcul est
saisi solidement, et il est facile de reconnaître que, s'il a toujours échappé lors de la première tentative, cela tient à ce que
le lithotriteur n'a jamais été assez ouvert. Il y a, en effet, plus
de 5 centimètres d'écartement entre les branches. Cette seconde séance dure dix minutes; le calcul et ses fragments ont
été souvent saisis et facilement broyés.

Pendant huit jours, le malade rend des graviers et du sable
en abondance. Son état s'améliore de jour en jour.

Une troisième, puis une quatrième séance de lithotritie
sont suivies des mêmes résultats. A partir de la quatrième, on
n'emploie plus le chloroforme, et le malade, en conservant ses
urines, rend l'injection vésicale inutile. Comme les fragments
sont désormais assez petits, le lithotriteur à cuiller remplace
le lithotriteur à fenêtre. Il est introduit plusieurs fois dans la

vessie, jusqu'à ce qu'il n'y rencontre plus rien à broyer. Le malade affirme que sa vessie est vide ; sa mine est florissante ; il reste encore quelque temps à l'hôpital, soumis à des cathétérismes explorateurs. Il sort guéri après deux mois de séjour dans nos salles.

Nous avons attiré l'attention des élèves sur les faits suivants : pendant le cours de la lithotritie, la cystite et l'irritabilité du col ont petit à petit disparu. La fragmentation de la pierre a donc plus que contrebalancé chez ce malade le traumatisme de l'opération.

Les séances ont été de mieux en mieux supportées, et les dernières n'influençaient pas le malade plus qu'un simple cathétérisme.

La vessie se débarrassait facilement des graviers et de la poussière. L'émission des fragments plus volumineux a présenté un peu plus de difficulté, toutefois aucun d'eux ne s'est arrêté dans le canal de l'urèthre au point de nécessiter l'intervention chirurgicale. Lorsqu'ils parvenaient à franchir le col, le jet de l'urine suffisait à lui seul pour les chasser au dehors.

Nous avons fait ressortir les dimensions considérables de quelques-uns de ces fragments et l'absence d'accidents pendant leur émission. Il en est qui sont si volumineux et si anguleux qu'on se demande comment ils ont pu franchir l'urèthre sans y déterminer de graves désordres. Les trois plus volumineux que j'ai conservés ont les dimensions suivantes : A) longueur et largeur, 11 millimètres ; épaisseur, 7 millimètres ; B) longueur, 12 millimètres ; largeur, 1 centimètre ; épaisseur, 8 millimètres ; C) longueur, 15 millimètres ; largeur, 1 centimètre ; épaisseur, 6 millimètres.

Un mot encore sur le choix du lithotriteur. Le lithotriteur à fenêtre a l'avantage de ne pas s'engorger ; le calcul lui échappe moins facilement ; mais il casse le calcul plutôt qu'il ne le broie ; les fragments qu'il produit sont plus volumineux ; il m'a semblé aussi érailler facilement la muqueuse vésicale. Le lithotriteur en cuiller fait moins de mal au malade ; il broie mieux ce qu'il saisit, mais sa cuiller se remplit de poussière tassée par la pression de la branche mâle et on ne peut plus fermer l'instrument. Si on n'avait pas le soin de le retirer et de le nettoyer dès qu'il est engorgé, on risquerait d'avoir entre les branches un écartement tel qu'il deviendrait impossible de retirer l'instrument de la vessie sans déchirer le col et le canal de l'urèthre. C'est un inconvénient; car l'introduction du lithotriteur peut présenter quelques difficultés et elle est douloureuse. On a eu l'idée de nettoyer les branches dans la vessie en les agitant dans le liquide qu'elle contient : il suffit de voir l'extrême cohésion que prend dans la cuiller la poussière calculeuse comprimée pour reconnaître combien cette idée est irréalisable. Il reste à inventer un lithotriteur à cuiller facile à nettoyer en place dans la vessie.

Irido-choroïdite, iridectomie. Parmi les maladies des yeux qui se sont présentées dans notre service, nous ne nous arrêterons que sur deux cas d'irido-choroïdite qui, par leur opposition, font ressortir les avantages de l'iridectomie. Le premier qui entre dans nos salles est un artilleur récemment arrivé à son corps. Il est dans cet état moral, fréquent chez le jeune soldat des campagnes, qui se fait un monstre de la discipline militaire, qui a peur de tout et qui n'ose ni se plaindre ni rien demander. Depuis cinq jours il souffre de l'œil droit sans rien dire et continue son service. Le cinquième jour, il constate qu'il a perdu la vue de ce côté; il se présente à la visite et on l'envoie d'urgence à l'hôpital. Dès son entrée, je constate l'état suivant : la sclérotique a une teinte violacée; la cornée a perdu de sa transparence, elle est un peu opalescente. L'iris a changé de couleur, est immobile et irrégulière, on la voit bordée vers son bord pupillaire par quelques fausses membranes nuageuses; le globe de l'œil malade est sensiblement plus dur que celui du côté sain. Le malade nous dit qu'il a progressivement perdu la vue; que dès le premier soir la flamme de la chandelle lui semblait très-grosse lorsqu'il fermait l'œil sain. Actuellement il croit distinguer vaguement la lumière d'une fenêtre très-vivement éclairée. Nous ne parvenons pas à produire chez lui les phosphènes. L'examen ophthalmoscopique ne nous fournit aucun résultat : il nous est impossible de découvrir le fond de l'œil; le champ pupillaire paraît jaune rougeâtre et nuageux. Nous croyons reconnaître là un état d'opacité du corps vitré décrit par quelques auteurs sous le nom d'*état jumenteux*. Quelques-uns de nos collègues, habitués à manier l'ophthalmoscope, arrivent au même résultat. Cet examen prolongé est absolument indifférent au malade.

Nous basant sur le temps qui s'est écoulé depuis le début des accidents, sur la perte complète de la vision et sur l'absence des phosphènes, nous considérons cet œil comme perdu et nous renonçons à l'iridectomie. Comme la congestion est vive et qu'il y a encore des douleurs profondes dans le globe oculaire, nous prescrivons douze sangsues sur la tempe droite, des frictions mercurielles belladonées sur le front et les paupières et du calomel à l'intérieur. Au bout de quelques jours, sous l'influence de ce traitement, la congestion et les douleurs ont disparu; à une petite distance, l'œil présente son aspect normal; de près, on reconnaît que la pupille est déformée et immobile. L'ophthalmoscope nous montre, jusqu'au moment où le malade quitte l'hôpital en congé de réforme, cet état jumenteux qui cache l'image du fond de l'œil. La vue de l'œil droit est absolument perdue.

Le second cas d'irido-choroïdite débuta dans nos salles chez un chasseur du 14e bataillon, atteint d'adénite cervicale. Cet homme n'a jamais eu mal aux yeux; il est d'un tempérament lymphatique, d'une assez bonne constitution; il a vingt-cinq ans; il est depuis trois semaines à l'hôpital. A la visite du matin, il nous dit qu'il souffre dans le fond de l'œil depuis la veille au soir, qu'il a vu des étincelles les yeux fermés, que la flamme de la veilleuse lui paraissait triplée de volume. La sclérotique est un peu violacée; la cornée nous semble un peu lactescente; l'iritis est manifeste; la vue est en partie abolie : elle est courte, trouble et ne perçoit que des objets volumineux; les phosphènes persistent; la dureté du globe oculaire n'est pas manifeste; un peu de larmoiement.

J'appelle en consultation mes collègues Louailles et Hériot, médecins du 14e bataillon; tous deux se sont occupés spécialement d'ophthalmologie; ils confirment mon diagnostic, approuvent l'iridectomie et consentent à me servir d'aides. L'opération est faite séance tenante devant les élèves du service. Le malade est assis devant moi en pleine lumière, la tête maintenue et les paupières écartées; j'incise la sclérotique à 1 millimètre du bord cornéal, que je suis dans le quart inférieur et externe de sa circonférence. Dès que le couteau lancéolaire sort de la plaie, les paupières sont relâchées; le malade se repose deux minutes. Puis l'œil est ouvert avec soin; une petite pince courbe à dents de souris est introduite dans

la plaie; elle saisit l'iris, qui depuis l'écoulement de l'humeur
aqueuse est accolée à la face postérieure de la cornée. L'iris
est attirée au dehors et excisée dans une étendue qui correspond à l'incision de la sclérotique. L'œil est fermé; les paupières sont collées l'une à l'autre avec du taffetas d'Angleterre,
puis recouvertes d'un monocle.

Dès la fin de l'opération, les douleurs et la tension oculaire
ont cessé; le malade dort bien; il est maintenu pendant quatre
jours à un régime léger. Le cinquième jour, je découvre un
moment le globe de l'œil. La plaie s'est cicatrisée; la cornée
est brillante et transparente; l'iris et la pupille ont leur coloration normale; la vue est assez bonne; la conjonctive seule
est rouge et congestionnée.

A partir de ce moment, rien n'entrave plus la guérison;
petit à petit, je permets au malade de découvrir l'œil opéré.
La rougeur de la conjonctive persiste encore quelques semaines, puis elle cède à son tour, et le malade sort de l'hôpital avec une pupille de chat et un œil dont la portée et l'acuité
ont, il est vrai, un peu perdu, mais qui est apte à lui rendre
encore de très-sérieux services.

TABLE DES MATIÈRES.

Strasbourg, typographie de G. Silbermann.

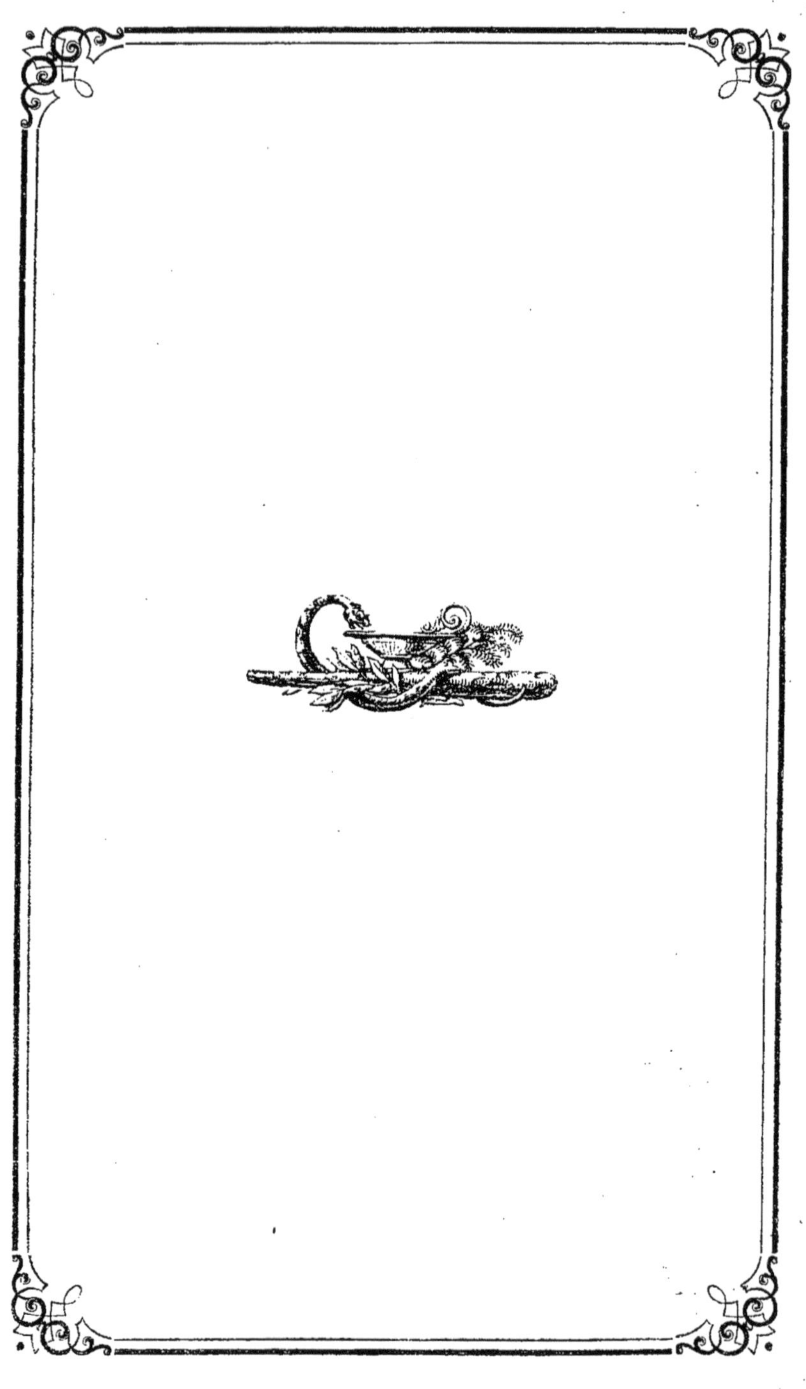